David Lucas

Asthmes professionnels en milieu maritime

David Lucas

Asthmes professionnels en milieu maritime

Étiologies environnementales et professionnelles

Presses Académiques Francophones

Impressum / Mentions légales
Bibliografische Information der Deutschen Nationalbibliothek: Die Deutsche Nationalbibliothek verzeichnet diese Publikation in der Deutschen Nationalbibliografie; detaillierte bibliografische Daten sind im Internet über http://dnb.d-nb.de abrufbar.
Alle in diesem Buch genannten Marken und Produktnamen unterliegen warenzeichen-, marken- oder patentrechtlichem Schutz bzw. sind Warenzeichen oder eingetragene Warenzeichen der jeweiligen Inhaber. Die Wiedergabe von Marken, Produktnamen, Gebrauchsnamen, Handelsnamen, Warenbezeichnungen u.s.w. in diesem Werk berechtigt auch ohne besondere Kennzeichnung nicht zu der Annahme, dass solche Namen im Sinne der Warenzeichen- und Markenschutzgesetzgebung als frei zu betrachten wären und daher von jedermann benutzt werden dürften.

Information bibliographique publiée par la Deutsche Nationalbibliothek: La Deutsche Nationalbibliothek inscrit cette publication à la Deutsche Nationalbibliografie; des données bibliographiques détaillées sont disponibles sur internet à l'adresse http://dnb.d-nb.de.
Toutes marques et noms de produits mentionnés dans ce livre demeurent sous la protection des marques, des marques déposées et des brevets, et sont des marques ou des marques déposées de leurs détenteurs respectifs. L'utilisation des marques, noms de produits, noms communs, noms commerciaux, descriptions de produits, etc, même sans qu'ils soient mentionnés de façon particulière dans ce livre ne signifie en aucune façon que ces noms peuvent être utilisés sans restriction à l'égard de la législation pour la protection des marques et des marques déposées et pourraient donc être utilisés par quiconque.

Coverbild / Photo de couverture: www.ingimage.com

Verlag / Editeur:
Presses Académiques Francophones
ist ein Imprint der / est une marque déposée de
OmniScriptum GmbH & Co. KG
Heinrich-Böcking-Str. 6-8, 66121 Saarbrücken, Deutschland / Allemagne
Email: info@presses-academiques.com

Herstellung: siehe letzte Seite /
Impression: voir la dernière page
ISBN: 978-3-8416-2468-0

Copyright / Droit d'auteur © 2013 OmniScriptum GmbH & Co. KG
Alle Rechte vorbehalten. / Tous droits réservés. Saarbrücken 2013

PLAN

I/ INTRODUCTION	p 7
II/ ASTHME PROFESSIONNEL	p 9
A/ <u>DEFINITION ET CLASSIFICATION</u>	p 9
1) Définition	p 9
2) Classification	p 10
a) asthme professionnel	p 10
b) asthme préexistant aggravé par le travail	p 11
c) autres syndromes	p 11
B/ <u>PHYSIOPATHOLOGIE DE L'ASTHME PROFESSIONNEL</u>	p 12
1) Mécanismes communs à l'asthme professionnel et non Professionnel	p 12
a) l'obstruction bronchique	p 12
b) l'inflammation bronchique	p 13
c) l'hyperréactivité bronchique non spécifique	p 14
2) Mécanismes spécifiques de l'asthme professionne l	p 14
a) mécanismes immunologiques	p 14
b) autres mécanismes	p 18
C/ <u>DIAGNOSTIC DE L'ASTHME PROFESSIONNEL</u>	p 21
1) L'interrogatoire	p 21
a) données anthropométriques du patient	p 22
b) encadrement professionnel et médical	p 22
c) symptomatologie	p 23
d) chronologie des symptômes	p 23
e) facteurs de risque	p 24
α) terrain familial ou personnel d'atopie	p 24
β) tabac	p 25
γ) asthme préexistant	p 25

δ) exposition accidentelle antérieure à l'agent sensibilisant　　p 25
　　f) environnement professionnel　　p 25
　α) la profession　　p 25
β) enquête sur les produits manipulés　　p 26
γ) atteinte collective　　p 26
δ) le médecin du travail　　p 27
2°) L'examen clinique　　p 28
3°) Les examens immunologiques　　p 29
　　　a) réactifs utilisés pour les examens immunologiques　　p 29
α) extraits glycoprotéiques　　p 29
β) substances de bas poids moléculaire　　p 30
　　b) procédés utilisés　　p 30
α) tests cutanés　　p 30
β) tests *in Vitro*　　p 31
γ) interprétation des résultats　　p 32
δ) autres applications des tests immunologiques dans l'asthme professionnel
　　p 33
4°) Les Epreuves Fonctionnelles Respiratoires (EFR)　　p 33
　　a) la spirométrie　　p 34
　　b) les courbes débit-volumes　　p 35
　　c) pléthysmographie　　p 35
　　d) résistance des voies aériennes　　p 36
　　e) transfert du CO　　p 36
　　f) test d'hyperréactivité bronchique non spécifique (HRBNS)　　p 36
　　g) interprétation des résultats　　p 37
5°) la mesure du débit expiratoire de pointe　　p 39
6°) tests de provocation bronchique spécifiques　　p 42
　　a) les quatre méthodes utilisés　　p 42
α) les tests réalistes　　p 42
β) aérosols de substances hydrosolubles　　p 43

γ) tests avec de substances pulvérulentes	p 43
δ) tests avec des substances volatiles	p 44
b) modalités d'exposition	p 45
α) la cabine d'exposition	p 45
β) doses et durées d'exposition	p 45
γ) paramètres de mesure	p 47
δ) types de réponse	p 48
ε) tests contrôles	p 49
c) conditions de sécurité	p 49
d) interprétation et indication des tests de provocation bronchique spécifiques	p 51
7°) Mesure des polluants aériens sur les lieux de travail	p 52
8°) Arbre décisionnel	p 53
D/ <u>EPIDEMIOLOGIE DE L'ASTHME PROFESSIONNEL</u>	p 54
1°) L'asthme professionnel dans le monde	p 54
2°) Agents étiologiques	p 58
a) en France	p 58
b) autres pays	p 59
3°) Facteurs de risque	p 60
a) âge et sexe	p 60
b) atopie	p 61
c) tabac	p 62
d) prédispositions génétiques	p 63
E/ <u>PRISE EN CHARGE DES PATIENTS PORTEURS D'UN ASTHME PROFESSIONNEL</u>	p 63
III/ A PROPOS D'UN CAS D'ASTHME PROFESSIONNEL AU HOMARD	
A/ <u>HISTOIRE DE LA MALADIE</u>	p 64
B/ <u>INTERROGATOIRE</u>	p 65
1°) Antécédents personnels	p 65
2°) Antécédents familiaux	p 65

3°) Habitudes de vie	p 65
4°) Symptômes	p 66
C/ <u>EXAMENS CLINIQUES</u>	p 66
1°) Données anthropométriques	p 66
2°) Appareil respiratoire	p 66
3°) Appareil cutané	p 66
4°) Appareil cardiovasculaire	p 67
D/ <u>EXAMENS PARACLINIQUES</u>	p 67
1°) Les tests immunologiques	p 67
2°) Les tests respiratoires	p 67
E/ <u>DISCUSSION</u>	p 69
IV/ ASTHME PROFESSIONNEL EN MILIEU MARITIME	p 72
A/ <u>LE MILIEU MARITIME</u>	p 72
1°) Définition et cadre	p 72
B/ <u>ETIOLOGIES</u>	p 73
1°) Crustacés	p 73
a) crabes	p 73
α) crabes royaux (*Paralithodes camtschaticus*)	p 74
β) crabes des neiges (*Chinoecetes opilio*)	p 75
γ) crabe commun (*Cancer irroratus*)	p 83
b) les homards	p 84
c) les langoustines (Nephrops norvegicus)	p 87
d) les crevettes	p 93
2°) Les mollusques	p 97
a) les bivalves	p 97
α) les moules	p 97
β) les palourdes	p 100
γ) les coquilles Saint-Jacques (*Pecten maximus*)	p 102
b) les céphalopodes	p 103
α) les seiches	p 103

β) les gastéropodes — p 105
3°) Les poissons — p 106
4°) Les vers — p 111
   a) Anisakis simplex — p 111
   b) Les appâts — p 114
5°) Autres étiologies — p 118
   a) les éponges marines — p 118
   b) les coraux — p 119
   c) hoya — p 120

C/ PARTICULARITES ET CARACTERISTIQUES DE L'ASTHME PROFESSIONNEL EN MILIEU MARITIME — p 122
1°) Mode de sensibilisation — p 122
2°) les expositions à l'allergène — p 123
3°) Facteurs de risque — p 125
4°) Spécificités immunologiques — p 126
5°) Surveillance des salariés exposés — p 127
   a) visite d'embauche — p 128
   b) visite périodique — p 129
V/ CONCLUSION — p 130
BIBLIOGRAPHIE — p 133
ANNEXES — p 145
Tableau 1 : Récapitulatif des étiologies d'asthmes professionnels En milieu maritime — p 148
Tableau 6 : Principaux procédés techniques sources d'exposition aux allergènes en fonction de produits travaillés. — P 153
Tableau de Maladies Professionnelles n°66 du régime général — p 155

Tableau de Maladies Professionnelles n°45 du régime agricole — p 158
Figure 3 : Arbre décisionnel — p 160

I/ INTRODUCTION

Le monde maritime est un milieu qui reste encore peu connu et dans lequel des ressources d'une grande importance et d'un grand intérêt sont déjà ou sont susceptibles d'être puisées. Au fil des découvertes scientifiques et des évolutions technologiques, l'interrelation entre les êtres humains et ce milieu s'est modifiée. Il suffit de voir l'engouement scientifique et commercial pour certains composants des algues marines et pour les acides gras de type oméga 3 contenus en grande quantité dans la chair de poissons, pour s'en apercevoir.

Un cas d'asthme professionnel diagnostiqué chez un cuisinier de la région, nous a donné l'envie de cibler nos recherches sur les étiologies, anciennes ou émergentes, de l'asthme professionnel en milieu maritime.

Le monde maritime est en perpétuel changement, et son évolution s'est accélérée au cours des deux dernières décennies. En effet, dans son rapport de 2002 (1), l'organisation des Nations Unies pour l'alimentation et l'agriculture, le Food And Alimentation Organisation (FAO) notait que des espèces de pêche traditionnelle étaient soit entièrement exploitées, soit surexploitées, soit en déclin ou en cours de rétablissement après un appauvrissement. Il notait une augmentation croissante de la quantité pêchée (pêche en mer, en rivière et aquaculture additionnées) jusqu'en 1989, puis une stabilisation avec augmentation de la production aquacole compensant les baisses de la pêche traditionnelle.

Entre 1985 et 1989, les quantités totales pêchées ont augmenté de 15% (22 % pour les coquillages et 15 % pour les poissons) ; ce qui est encore plus flagrant c'est son augmentation de 20 à 100 millions de tonnes métriques entre 1950 et 1989, soit une hausse de 500 %. En 2001, la production mondiale de poisson a atteint la valeur de 130.9 millions de tonnes métrées et stagne depuis (2). Cette même année, la quantité de poissons produite par l'aquaculture a été de 37.9 millions de tonnes métrées. Dans cette production, environ 72 % est destiné à la consommation humaine.

Ces données nous permettent d'appréhender l'évolution des risques liés au milieu maritime auxquels sont soumis les travailleurs. En effet, avec la raréfaction de certaines espèces (morue en Atlantique Nord, hareng en mer du Nord, thon rouge en Atlantique Ouest), le développement de l'aquaculture et les modifications du comportement alimentaire des populations humaines, des expositions professionnelles en rapport avec le milieu maritime ont émergé. Certaines espèces, comme les alençons autrefois délaissés, sont aujourd'hui recherchées pour en extraire des acides gras essentiels. Les crustacés sont actuellement en majorité consommés après transformation et plus rarement frais. La recherche s'intéresse à de nouvelles molécules issues d'animaux marins comme certaines espèces de moules.

Après des rappels concernant l'asthme professionnel, nous vous décrirons le cas de ce jeune cuisinier puis développerons les différentes étiologies d'asthme professionnel en relation stricte avec le milieu maritime. Il nous semblait plus judicieux de cibler cette recherche uniquement sur les agents provenant du monde maritime.

II / ASTHME PROFESSIONNEL

A\ DEFINITION ET CLASSIFICATION

1°) Définition

« L'asthme est un désordre inflammatoire des voies aériennes ; cette inflammation est secondaire à un infiltrat inflammatoire polymorphe comprenant des mastocytes et des éosinophiles. Sur un terrain particulier, cette inflammation entraîne des symptômes qui sont en général en rapport avec une obstruction bronchique diffuse et variable, réversible spontanément ou sous l'action d'un traitement ; par ailleurs cette inflammation est la cause d'une hyperréactivité bronchique à de nombreux stimuli ». Voici la définition de l'asthme donnée par un comité d'experts internationaux et validée par le ministère de la santé des Etats-Unis en 1992 (3).

Pour l'asthme professionnel, la définition la plus communément admise est celle de Bernstein IL, Malo JL, Chan-Yeung M et Bernstein DI (4) parue dans leur livre « Asthma in the work Place » publié en 1999. Pour eux, l'asthme professionnel se définit comme une maladie caractérisée par une obstruction bronchique variable et / ou une hyperréactivité bronchique due à des causes et des conditions attribuables à l'environnement de travail et non à des stimuli rencontrés hors du travail.

Ameille (5) le définit comme une obstruction bronchique, variable au cours du temps, et / ou une hyperréactivité bronchique, induite par l'inhalation de substances, poussières, fumées, gaz ou vapeurs, présents dans l'environnement professionnel. Cette définition exclut les asthmes préexistants aggravés par le travail.

2°) Classification

L'asthme professionnel fait partie d'une entité dénommée asthme en relation avec le travail. Nous reprendrons ici la classification donnée par Vandeplas et Malo dans l'European Respiratory Journal en 2003 (6).

Ils ont classé les syndromes d'obstruction bronchique variables en relation avec le travail en 3 entités différenciées :

a) L'asthme professionnel proprement dit, dont la définition précise a été donnée au paragraphe précédent et qui est subdivisé en deux types : l'asthme immunologique avec délai de latence et l'asthme non immunologique sans délai de latence.

- l'asthme immunologique ou asthme allergique caractérisé par l'apparition d'une symptomatologie d'asthme après une période de latence suivant le début de l'exposition, période nécessaire pour acquérir la sensibilisation immunologique à l'agent causal. Cette entité comporte la majorité des cas. En effet, elle représente 93.6% des asthmes professionnels recensés par l'Observatoire National de l'Asthme Professionnel en France (5). Cette catégorie inclut les asthmes professionnels dus à la grande majorité des protéines de haut poids moléculaire et certaines protéines de bas poids moléculaire pour lesquels un mécanisme immunologique médié par les IgE a été prouvé. Les asthmes professionnels dus à des protéines de bas poids moléculaire comme les isocyanates, le cèdre rouge, les acrylates pour lesquels un mécanisme immunologique médié par les IgE n'a pas été clairement prouvé, en font également partie.

- l'asthme professionnel non immunologique ou non allergique caractérisé par l'absence de délai de latence, l'asthme se développant dans les heures qui suivent l'exposition unique et massive à des irritants professionnels. Cette entité clinique décrite sous le nom de « RADS » pour Reactiv Airways Dysfunction Syndrom ou « asthme aux irritants » et dont le diagnostic se fait sur 8 critères. Ces critères sont : absence de troubles respiratoires préexistants ; début des symptômes après une exposition unique ; exposition à un gaz, fumée, émanation, ou vapeur d'irritant à fortes concentrations ; début des symptômes dans les 24 heures suivant l'exposition et persistance au-delà de 3 mois ; symptomatologie d'asthme ; obstruction pulmonaire sur les épreuves fonctionnelles respiratoires ; présence d'une hyperréactivité bronchique non spécifique et exclusion d'une autre maladie pulmonaire.

b) L'asthme préexistant aggravé par le travail.

c) Autres syndromes.

- Bronchite à éosinophiles qui est définie par une toux productive sans obstruction des voies aériennes ni hyperréactivité bronchique associées. L'analyse des expectorations retrouve un taux élevé d'éosinophiles. Son mécanisme est inconnu et son évolution vers un asthme professionnel typique incertaine.

- Asthme des alumineries avec association d'un mécanisme irritant et immunologique probable.

- Syndromes asthma-like. L'exposition à des poussières végétales (coton, graines, chanvre..) et poussières de bâtiments pour animaux peut induire une symptomatologie asthma-like et des troubles systémiques. Ces réactions sont liées à une endotoxine et différent de l'asthme professionnel par l'existence de réactions systémiques, d'un phénomène de tolérance et de variations peu importantes du Peak-flow.

B/ PHYSIOPATHOLOGIE DE L'ASTHME PROFESSIONNEL

1°) Mécanismes communs à l'asthme professionnel et non professionnel

a) L'obstruction bronchique

L'obstruction bronchique aiguë serait due à l'association de la contraction des muscles lisses des voies aériennes et à l'œdème de la muqueuse des voies aériennes. Les réactions tardives, quant à elles, sont causées par l'accumulation de cellules inflammatoires et d'exsudat dans la lumière des voies aériennes et la perte d'élasticité du parenchyme pulmonaire (7).

Cette obstruction s'aggrave au fil du temps si l'exposition perdure. Et pour plus de la moitié des sujets, une obstruction perdure après plusieurs années d'arrêt de l'exposition à un allergène de haut ou bas poids moléculaire. Ceci serait lié à la persistance d'un processus inflammatoire au niveau des voies aériennes malgré la cessation de l'exposition. L'augmentation d'épaisseur de la paroi bronchique secondaire à l'accumulation de cellules inflammatoires, à l'œdème, et à l'hypertrophie de la musculature lisse ainsi que la fibrose sous-épithéliale ; l'obstruction de la lumière bronchique par le mucus, l'exsudat et les modifications des propriétés élastiques de la paroi sont à l'origine de la persistance de l'obstruction chronique (8).

b) L'inflammation bronchique (9)

L'inflammation bronchique des sujets asthmatiques résulte de l'action d'un ensemble de cellules et médiateurs. Cette inflammation est caractérisée par un œdème de la muqueuse bronchique prédominant dans le chorion et la sous-muqueuse, avec probablement un rôle important des cellules endothéliales dans sa genèse. L'infiltrat cellulaire de l'épithélium et de la muqueuse bronchique est formé d'éosinophiles, de mastocytes, de lymphocytes et de macrophages. Chez les asthmatiques, on retrouve très souvent un épithélium bronchique abrasé avec une desquamation épithéliale.

Comme dans tout processus inflammatoire, des phénomènes de réparation existent. Ils débutent précocement et sont représentés par l'hyperplasie glandulaire et la fibrose sous-épithéliale. La réparation sous-épithéliale entraîne un pseudo-épaississement de la membrane basale, caractéristique de l'asthme.

c) L'hyperréactivité bronchique non spécifique

Une réponse excessive des voies aériennes à des stimuli bronchoconstricteurs non spécifiques comme l'effort, l'inhalation d'air froid et sec ou des substances chimiques comme la métacholine ou l'histamine, est caractéristique des sujets asthmatiques. Chez les patients atteints d'asthme professionnel, la réponse à ces stimuli est le plus souvent augmentée mais peut être normale sans exclure le diagnostic. En effet, après une période d'arrêt de l'exposition, la réactivité bronchique peut revenir à la normale et masquer une hyperréactivité antérieure (8).

On note également que chez les travailleurs, lorsque l'hyperréactivité existe, elle est durable et peu réversible, qu'ils soient traités ou non. Pour 40 à 100% des asthmes professionnels, l'hyperréactivité bronchique perdure après cessation de l'exposition (10).

La mesure de l'hyperréactivité bronchique non spécifique est un élément important de diagnostic d'asthme professionnel lorsque les EFR sont normales.

2°) Mécanismes spécifiques de l'asthme professionnel

a) Mécanismes immunologiques

Les mécanismes immunologiques à l'origine des asthmes professionnels sont essentiellement des mécanismes IgE dépendants, notamment dans les asthmes induits par des protéines de haut poids moléculaire d'origine animale, végétale et les enzymes. Les allergènes pénètrent dans les voies aériennes par inhalation. Ils franchissent l'interface air-muqueuse formée par les cellules ciliées ou non ciliées, à travers ou entre celles-ci.

L'allergène est alors pris en charge par les cellules accessoires exprimant à leur surface des molécules du système HLA classe II.

Il s'agit essentiellement des macrophages et des cellules dendritiques, plus nombreuses chez les asthmatiques, qui captent l'antigène et vont le présenter aux lymphocytes. Les lymphocytes T sont activés lors de la présentation de l'allergène. La lignée TH2 (CD4+) joue un rôle important dans l'asthme allergique, en régulant la différenciation des lymphocytes B en plasmocytes. Ce sont les plasmocytes qui vont ensuite synthétiser les IgE suite à leur activation par les lymphocytes T ou par un antigène natif. Les IgE jouent un rôle prépondérant dans l'asthme et leur taux sanguin est corrélé au degré d'hyperréactivité bronchique et inversement corrélé aux valeurs des paramètres respiratoires (11).

Ces IgE vont ensuite se retrouver à la surface des cellules cibles que sont les mastocytes et les basophiles. Cette sensibilisation est recherchée au travers des tests cutanés, du dosage des IgE spécifiques et de l'histaminolibération des basophiles (8).

En ce qui concerne les protéines de bas poids moléculaire qui sont également en cause dans la survenue d'asthme professionnel, elles sont également susceptibles d'entraîner la production d'IgE spécifiques. Elles ont la capacité de réagir comme des haptènes et pourront se lier à des protéines de l'organisme pour induire une réaction IgE dépendante (11).

Leur rôle pathogénique reste controversé car dans certains asthmes professionnels induits par de petites molécules, comme les isocyanates, la présence d'IgE est inconstante. Dans l'étude de Bernstein (12), un taux élevé d'IgE spécifiques n'a été retrouvé que pour seulement 31% des sujets atteints d'asthme aux isocyanates. Même si les mécanismes en jeu sont peu connus, il semble évident qu'un processus immunologique médié par les lymphocytes T (CD8+) joue un rôle, et ce, indépendamment de la production d'IgE spécifiques.(6)

Les IgE spécifiques sont le reflet d'une sensibilisation du sujet à une molécule. Les patients asymptomatiques présentant un taux élevé d'IgE spécifiques devront être considérés comme des sujets à risque et un asthme débutant ou une hyperréactivité bronchique devront être recherchés. (8)

L'asthme professionnel immunologique implique un temps de latence, appelé période de sensibilisation, entre le début de l'exposition et la survenue des premiers signes cliniques lors d'une réexposition. Ensuite pour les sujets sensibilisés, la réaction bronchospastique peut survenir pour des expositions à de très faibles concentrations.

Suite à la réexposition à une substance à laquelle le sujet est sensibilisée, trois types de réactions peuvent être observés : immédiate, retardée ou double.

- Réaction immédiate qui survient habituellement dans les minutes qui suivent l'exposition à l'allergène. Elle se caractérise par une obstruction bronchique disparaissant en 30 à 60 minutes.

- Réaction retardée apparaissant dans les 3 à 4 heures après l'exposition et atteignant une obstruction maximale en 4 à 8 heures, cette obstruction disparaissant ensuite en 12 à 24 heures.

- Réaction double avec une obstruction qui apparaît dans les premières minutes et dont l'importance s'accroît sur les 5 à 6 heures suivantes.

Les réactions retardées sont celles qui entraînent l'hyperréactivité bronchique la plus significative et sur du plus long terme, mais ce sont les réactions immédiates qui restent les mieux perçues par les patients. Les tests de provocation bronchique spécifique, en simulant l'exposition professionnelle, mettent en jeu ces mécanismes immunologiques. Ils sont réalisés dans le cadre du bilan diagnostique d'asthme professionnel et peuvent entraîner une obstruction bronchique persistant sur plusieurs jours voire semaines selon les patients. (8)

Une variante de ce processus est la synthèse simultanée d'IgE et d'IgG lors de la sensibilisation aux isocyanates et certains acides comme l'acide trimellitique (la sensibilisation IgG dépendante étant à l'origine d'un syndrome clinique pseudo-grippal). (13)

Les cellules intervenant dans les réactions IgE immédiates et retardées sont nombreuses. Une des plus importantes est le mastocyte qui joue un rôle de cellule starter dans ces réactions mais qui intervient également dans l'apparition de l'inflammation bronchique par l'intermédiaire de la synthèse de nombreuses cytokines type TH2 (IL3, IL4, IL5, TNFα). De même, et quelle que soit l'étiologie de l'asthme, on retrouve une augmentation des éosinophiles infiltrant la muqueuse. Ils vont y libérer des protéines cytotoxiques (ECP, MBP) et des médiateurs bronchoconstricteurs (LTC4).

Les lymphocytes retrouvés dans la lamina propria et l'épithélium bronchique des sujets asthmatiques sont essentiellement des lymphocytes TCD4+. Par l'intermédiaire des cytokines qu'ils sécrètent, IL3 ,IL4, IL 5 et GM-CSF, ils participent au chimiotactisme, à la prolifération, à la différenciation et à l'activation des autres cellules impliquées dans l'inflammation bronchique que sont les éosinophiles, les mastocytes, les basophiles et les cellules macrophagiques. Ces lymphocytes participent également à la synthèse des IgE. Les mastocytes infiltrent la muqueuse bronchique et à ce niveau se divisent en cellules présentatrices de l'antigène et cellules sécrétant des médiateurs dérivés de l'acide arachidonique.(11)

L'exposition aux isocyanates est reconnue pour être à l'origine d'une réponse mixte des lymphocytes T Helper 1 et 2 avec production d'interféron γ, IL-4, IL-5, IL-13 (14). Le dosage du Monocyte Chemoattractant Protein-1 a été retrouvé comme plus sensible et spécifique que les IgE et IgG pour le diagnostic d'asthme aux isocyanates. (12)

De nombreux autres médiateurs interviennent dans la réaction IgE dépendante : histamine, prostaglandines, leucotriènes… mais nous ne détaillerons pas leurs actions respectives ici.

b) Autres mécanismes

Les recherches des dernières années sur les mécanismes physiopathologiques de l'asthme professionnel ont permis de distinguer les "inducteurs", agent causal de l'inflammation bronchique et de l'HRBNS, et les "déclencheurs" qui entraînent une obstruction bronchique aiguë transitoire sans induire d'inflammation bronchique.

Les déclencheurs sont essentiellement l'exercice et l'exposition à un air frais.

Les inducteurs peuvent initier un asthme par un mécanisme d'hypersensibilité comme nous l'avons déjà décrit ou par effet toxique direct sur la muqueuse épithéliale de la paroi bronchique. (15)

Ainsi, pour certaines protéines de bas poids moléculaire, telles le diisocyanate et le vanadium, la réponse bronchospastique est attribuée à un état d'hyperréactivité bronchique, non nécessairement lié à un terrain atopique, favorisant la réponse cholinergique au détriment de la stimulation β adrénergique. Par ailleurs, la préexistence de cet état d'hyperréactivité bronchique n'est pas un facteur prédictif de développement d'un asthme professionnel chez les sujets exposés. (16)

De par son environnement de travail, une personne est exposée à de multiples substances volatiles représentées essentiellement par des poussières inertes, des gaz, des fumées de soudure et de solvants, des irritants divers. Chez les sujets prédisposés (asthmatiques, bronchiteux chroniques), l'exposition à ces substances peut entraîner des tableaux respiratoires s'apparentant à un asthme professionnel. Ces irritants, outre leur effet irritatif direct, pourraient potentialiser les réactions immunologiques en diminuant la clairance des allergènes et en favorisant leur accessibilité aux cellules présentatrices d'antigènes en raison de l'altération de la barrière muco-épithéliale à l'interface air-muqueuse. (8)

Ils sont à différencier des agents irritants qui sont à l'origine d'un RADS avec une inflammation bronchique et une HRBNS lorsqu'ils sont inhalés à forte concentration. Ces agents irritants sont considérés comme des inducteurs d'asthme professionnel (6). L'inhalation de ces agents endommagerait l'épithélium bronchique et altérerait ses fonctions cellulaires dont celles des cellules ciliées, une rupture dans la continuité de l'épithélium peut également apparaître. De plus, la desquamation épithéliale peut contribuer à l'inflammation neurogène en mettant à nu les terminaisons nerveuses (8). Même si le mécanisme premier est une atteinte toxique aiguë de l'épithélium bronchique, la participation d'une composante immunologique dans la genèse des RADS a été démontrée par la présence de lymphocytes dans les prélèvements bronchiques de malades. (6)

Certains produits chimiques comme l'ozone, le SO2, le NO2 peuvent provoquer, lorsqu'ils sont inhalés, un bronchospasme. Il s'agit ici d'une réaction réflexe non spécifique ne nécessitant pas de phase de latence, qui survient pour un seuil inférieur pour les sujets présentant un asthme préexistant. Une intervention du système cholinergique dans cette réponse de la muqueuse bronchique à l'inhalation de ces irritants est probable, car le bronchospasme en résultant est inhibé par les anticholinergiques. (17)

L'intervention de certains mécanismes pharmacologiques a également été proposée mais sans aucune démonstration formelle. Pour la byssinose, par exemple, l'existence de dérivés urinaires de l'histamine a fait suspecter l'action d'une histaminolibération non spécifique à l'origine d'une bronchoconstriction aiguë. Mais dans ce cas, l'action d'endotoxines provenant des bactéries Gram (-) a été également fortement suspectée. Pour les pesticides, l'activité anticholinestérasique des organophosphorés serait à l'origine d'une bronchoconstriction par surcharge bronchique en acétylcholine. L'effet toxique et bronchospastique des carbamates en serait proche. (8)

C/ DIAGNOSTIC DE L'ASTHME PROFESSIONNEL

Lorsqu'une symptomatologie respiratoire évocatrice est découverte à l'interrogatoire, la relation avec le travail devra être confirmée. Ensuite, le diagnostic d'asthme professionnel devra être fait le plus précocement possible. Il a été démontré que, plus le temps de latence entre le début des symptômes et le diagnostic était long, plus le pronostic de restitution ad integrum des capacités pulmonaires et la disparition des symptômes était mauvais (18, 19). La démarche diagnostique comportera, après un interrogatoire exhaustif et un examen clinique ciblé, une étude de la fonction respiratoire, des mesures répétées du débit expiratoire de pointe et de l'hyperréactivité bronchique non spécifique, des tests cutanés et immunologiques, et en dernier lieu et dans certains cas, des tests de provocation bronchique spécifiques.

1°) L'interrogatoire

Le médecin se devra de faire préciser certains éléments d'importance pour le diagnostic et le pronostic.

a) Données anthropométriques du patient.

- Age, facteur important car l'apparition de novo d'un asthme chez un travailleur adulte sans antécédent d'asthme fera suspecter un asthme professionnel. Dans l'étude d'Axon et coll. (20), ils ont démontré que l'âge moyen des patients atteints d'asthme professionnel était de 42.6 et qu'il était de 20.7 pour l'asthme non professionnel.

- Sexe, les personnes atteintes sont majoritairement masculines sauf dans certains secteurs (milieu hospitalier 23,7%, coiffure 22%) ONAP 2000 (5).

b) Encadrement professionnel et médical

- Les activités professionnelles, élément déterminant qui peut faire évoquer d'emblée le diagnostic.
- Process de travail utilisés.
- Coordonnées du médecin du travail de l'entreprise et type d'activité (service autonome ou interentreprise).
- Coordonnées du médecin traitant et traitement en cours ou déjà prescrit.

c) Symptomatologie

Une symptomatologie très évocatrice d'un asthme avec crises de dyspnée sibilante paroxystique peut exister. Il faudra alors apprécier sa sévérité en se référant aux stades issus des conférences de consensus.

Symptomatologie moins évocatrice, il faudra alors rechercher les équivalents d'asthme telle qu'une toux spasmodique, une oppression thoracique, une dyspnée d'effort.

Une rhinorrhée associée à des éternuements en salve et une anosmie, une hyperhémie conjonctivale, ou plus rarement des manifestations cutanées type urticaire, peuvent être associées ou précéder les symptômes respiratoires.

La présence d'une rhinite allergique chez les salariés exposés à des allergènes de haut poids moléculaire est considérée comme un facteur de risque de développer un asthme professionnel dans l'année suivant l'apparition de la rhinite. (19)

d) Chronologie des symptômes

Elle est primordiale à objectiver. Le délai entre le début de l'exposition et l'apparition des premiers symptômes peut être variable (quelques semaines à plus de 10 ans). Il est très important à noter car il peut orienter vers certaines formes d'asthme professionnel comme l'asthme immunologique à période de latence. La chronologie des crises en fonction des périodes de travail et de repos, et en fonction des tâches réalisées est un signe en faveur de l'asthme professionnel, si les crises apparaissent et se répètent sur les lieux de travail, pour certaines activités et disparaissent pendant les repos. Le délai d'apparition des crises par rapport au début de l'activité permet de distinguer schématiquement les réactions immédiates, retardées et doubles. Il faut faire attention aux réactions retardées pouvant survenir 4 à 12 heures après le début de l'exposition et survenir alors à domicile. (21)

La rythmicité des crises avec le travail n'est pas toujours typique. Les symptômes pouvant apparaître après plusieurs jours d'exposition, symptômes irréguliers si l'exposition au produit est intermittente, chronicisation de la symptomatologie avec un asthme permanent même lors des périodes de repos ou après éviction prolongée.

Les crises peuvent également être déclenchées par l'inhalation d'irritants non professionnels comme le tabac, le froid, l'exercice et faire errer le diagnostic. (18)

e) Facteurs de risque

α) Terrain familial ou personnel d'atopie

Comme pour l'asthme non professionnel, l'atopie est un facteur pertinent à rechercher.

On le retrouve comme facteur de risque essentiellement lors des sensibilisations à des glycoprotéines animales (22) ou végétales (latex (23)) qui font intervenir un mécanisme IgE dépendant.

β) Tabac

Important car semble être un co-facteur dans certains asthmes IgE dépendants. Nous reviendrons plus longuement sur ce point dans le prochain chapitre.

γ) Asthme préexistant

Avec donc présence d'une hyperréactivité bronchique non spécifique.

δ) Exposition accidentelle antérieure à l'agent sensibilisant

Une sensibilisation à l'allergène peut survenir lors d'une exposition antérieure, l'immunisation se décelant au travers d'un asthme.

f) Environnement professionnel

α) La profession

La profession actuelle et les professions antérieures sont essentielles à connaître pour affirmer le caractère professionnel de l'asthme. Devant certains types de professions, l'évocation d'une étiologie professionnelle est rapide : coiffeur, milieu paramédical, employés d'animalerie, peintre en carrosserie. Mais l'exposition à plusieurs allergènes au sein d'une même profession peut rendre le diagnostic étiologique plus difficile (ex : les boulangers).
De même, une exposition à un allergène comme les isocyanates ou le formaldéhyde peut se retrouver dans des métiers très différents de l'industrie.

Une autre difficulté dans l'établissement du diagnostic est la co-existence d'une exposition professionnelle et non professionnelle à un allergène (allergie à Alternaria chez les céréaliers, allergie au ficus chez les horticulteurs). En définitive, il faut plus s'attacher à l'environnement de travail qu'au métier en lui-même.

β) Enquête sur les produits manipulés

Leur composition chimique, leur présentation et leurs caractéristiques métrologiques (poudres, aérosols, gaz, fumées) sont à rechercher au travers des fiches de données de sécurité. Etude du poste de travail, des activités liées ainsi que de leur durée et chronologie sur la journée. Une étude des postes adjacents est également justifiée car l'exposition peut provenir de ces postes.

γ) Atteinte collective

Elle est à spécifier, même si la proportion des personnes exposées qui développeront un asthme, reste minoritaire. L'existence de cas regroupés de conjonctivite ou rhinite fera soupçonner une exposition à des agents au pouvoir irritant ou allergisant important.

δ) Le médecin du travail

Les renseignements qu'il pourra apporter sur les systèmes de protection collective et individuelle mis en place dans l'entreprise sont précieux. De plus, ils connaissent très bien les produits que manipulent les travailleurs.

L'interrogatoire est la première et indispensable étape dans la démarche diagnostique de l'asthme professionnel. Sa valeur reste toutefois limitée. Dans une étude de 1991(25), Malo a démontré que la valeur prédictive positive d'un interrogatoire préétabli mené par un expert n'était que de 63% et sa valeur prédictive négative de 83%. L'accord entre le diagnostic final et l'évaluation par l'interrogatoire ne s'élevait qu'à 52%.

Comme nous pouvons le pressentir en énumérant les données de l'interrogatoire à rechercher, les causes de ce manque de spécificité sont multiples : manque d'objectivité du recueil des données auprès des patients, atypie de la symptomatologie, de la chronologie, relation symptomatologie – travail difficile à établir.

Même si la rentabilité de l'interrogatoire est supérieure lorsqu'il est mené par des praticiens spécialisés sur questionnaires standardisés, il ne permettra de dépister que la moitié des cas d'asthmes professionnels.

Malgré tout, même si l'interrogatoire n'est pas pathognomonique dans le diagnostic d'asthme professionnel, il n'en est pas moins essentiel en permettant de le dépister en activité de médecine du travail de routine, puis d'orienter les patients vers des spécialistes pour poursuivre la démarche diagnostique que nous allons maintenant détailler.

Il permettra également l'élimination de diagnostic différentiel de dyspnée d'origine pulmonaire ou non, comme le syndrome d'hyperventilation, la dysfonction des cordes vocales, le reflux gastro-oesophagien et les troubles des voies aériennes supérieures.

2°) L'examen clinique

Il permet de confirmer les suspicions émises lors de l'interrogatoire. Il devra être ciblé sur l'appareil pulmonaire et sur la recherche de complications spécifiques de l'exposition à l'allergène suspecté.

Au niveau pulmonaire, la présence de sibilants à l'auscultation est fortement évocatrice. Des crépitants orienteront plus vers une alvéolite allergique.

Des signes de sensibilisation à type de conjonctivites, rhinites allergiques ou eczéma sont également à rechercher.

Une atteinte autre que pulmonaire et immunologique liée à l'exposition à l'allergène est à notifier car elle peut conforter le diagnostic étiologique (symptomatologie de fièvre des métaux pour une exposition au cobalt par exemple).

Même si l'examen clinique est strictement normal, il ne faudra pas récuser le diagnostic. La consultation pouvant avoir lieu après une période d'éviction de l'exposition, ou avant l'apparition des signes pulmonaires, un examen clinique évocateur viendra nous conforter dans notre démarche diagnostique sans que sa normalité nous la fasse stopper.

Suite à l'interrogatoire et à l'examen clinique, plusieurs tests spécialisés de confirmation diagnostique peuvent être prescrits par le praticien.

3°) Les examens immunologiques (26)

Les explorations immunologiques sont d'une grande utilité lorsque l'allergène suspecté est une protéine de haut poids moléculaire (glycoprotéine ou protéine d'origine animale ou végétale) pour laquelle la sensibilisation se fait par le biais d'un mécanisme IgE dépendant. Cette sensibilisation peut être recherchée par des tests cutanés (prick-test) ou des tests in vitro (dosage des IgE spécifiques, histaminolibération des basophiles).

Par contre, lorsque l'agent suspecté est une substance de faible poids moléculaire, leur utilisation est plus difficile car l'haptène nécessite un couplage protéique préalable à la réalisation de ces examens. Ces examens seront d'une très grande utilité devant une histoire clinique évocatrice. En effet, si une sensibilisation à un allergène suspecté est retrouvée, le diagnostic étiologique sera fort probable.

a) Réactifs utilisés pour les examens immunologiques

α) extraits glycoprotéiques

Il existe des préparations commerciales pour la pratique des tests cutanés et des tests in vivo. Il faut s'assurer que leur contenu (protéines majeures et allergènes) soit standardisé et que les allergènes majeurs et mineurs y soient présents. Par ailleurs, des méthodes de standardisation telle que le RAST-inhibition, qui utilisent des pools de sérum de référence de patients sensibilisés, peuvent être utilisées lorsqu'il n'existe pas de solutions commerciales adéquates.

β) Substances de bas poids moléculaire

La technique est plus complexe. Le couplage de l'haptène à une protéine porteuse est quasiment obligatoire (exception faite de la chloramine T et des sels de platine), la protéine est la plupart du temps le sérum albumine humaine. L'intérêt de la réalisation de tests avec une solution ainsi préparée sera jugé sur le rapport molécule d'haptène/ protéine qui doit être optimal (c'est-à-dire 10 à 20 moles d'haptène /moles de protéine). Pour les substances de bas poids moléculaire, les tests cutanés sont fréquemment utilisés. Le dosage des IgE spécifiques est très peu pratiqué.

b) Procédés utilisés

α) Tests cutanés

Plusieurs types de tests cutanés sont à notre disposition. Les plus usités sont les prick-tests car dans ces tests la quantité d'allergènes pénétrant sous la peau est connue. Cette caractéristique les rend reproductibles et comparables. Suivant la concentration en allergène dans la solution, la quantité injectée par aiguille sera variable.

L'intradermoréaction a un principe proche des prick-tests mais avec une concentration en allergène beaucoup plus faible.

Les cutiréactions sont à déconseiller car non reproductibles et surtout elles peuvent être à l'origine de réactions allergiques généralisées.

La première lecture de ces différents tests cutanés se fait 20 minutes après application car les réactions mises en jeu sont, dans la majorité des cas, des réactions immédiates. Quant à l'intensité de la réaction, elle est évaluée sur la taille de la papule et de l'érythème en comparaison avec des tests réalisés sur des sujets témoins ou à partir de solutions témoins positives et négatives réalisées sur le sujet lui-même. Quant à la deuxième lecture, qui sera faite entre 6 et 8 heures après le test, elle recherche une réaction retardée. De nouvelles techniques comme les patch-tests, de plus en plus utilisés, sont en cours d'évaluation dans le diagnostic d'asthme professionnel. Lorsqu'ils sont utilisés en occlusion, les patch-tests testent l'hypersensibilité retardée et non l'hypersensibilité immédiate qui nous intéresse plus dans l'asthme professionnel.

Ces tests ont l'avantage d'être simples dans leur réalisation, d'être reproductibles, d'un coût peu élevé et de donner des résultats rapides. Il faudra toutefois s'enquérir d'un éventuel traitement médicamenteux type antihistaminique H1 ou corticoïdes faussant les résultats et qu'il faudra arrêter avant la réalisation des tests.

β) Tests in vitro

Le dosage des IgE spécifiques circulantes se fait le plus souvent par RAST (Radio-Allergo-Sorbent-Test) et par EIA (enzyme immunoassay,), deux tests qui ne différent que par leur mode de révélation des IgE. Il faudra se méfier de faux négatifs qui peuvent apparaître s'il existe des IgG sanguines spécifiques. Tout en sachant que leur spécificité est moindre, le dosage des IgE spécifiques circulantes est très intéressant dans le cadre de la recherche d'une sensibilisation à une substance de haut poids moléculaire pour laquelle il pourra représenter une alternative aux tests cutanés.

Par contre, pour les substances de faible poids moléculaire, une conjugaison de l'allergène à une protéine porteuse est nécessaire, ce qui complique les manipulations. Des dosages pour IgE spécifiques d'un certain nombre d'allergènes sont proposés par des laboratoires. On y retrouve ainsi des pneumallergènes courants (animaux, acariens, insectes…) et des allergènes spécifiques de l'environnement professionnel (latex, ficus, ricin, café vert …).

La technique du RAST-inhibition, quant à elle, permet de préciser la spécificité des IgE mesurées. C'est pour cela qu'elle est souvent utilisée dans le dosage de composés chimiques de faible poids moléculaire (toluène diisocyanate, formaldéhyde) et pour objectiver des réactions croisées entre différents allergènes responsables d'asthme professionnel et appartenant à une même famille (acariens de stockage, isocyanates, anhydrides d'acides…)

Le test d'histaminolibération des basophiles in Vitro trouve son avantage dans la possibilité qu'il a d'être utilisé pour toutes les substances hydrosolubles. Cette technique complexe et coûteuse a une fiabilité suffisante, dans la recherche d'une immunisation à une substance de haut poids moléculaire, pour être une alternative aux tests cutanés et au dosage des IgE spécifiques.

Dans certains asthmes professionnels, le dosage des IgG spécifiques pourra être proposé. En effet, étant retrouvée chez des salariés exposés mais non malades, leur présence est considérée comme un reflet de l'exposition à l'allergène. Ceci est surtout vrai pour les asthmes aux anhydrides d'acide (où ils sont très fréquemment détectés), les allergènes de rat et la farine de blé.

γ) Interprétation des résultats

La difficulté dans l'évaluation de la fiabilité scientifique des résultats des tests immunologiques, effectués dans le cadre d'un asthme professionnel, est de retrouver les sujets malades et non malades pour étudier la sensibilité et spécificité des tests. En effet, les vrais positifs ont souvent quitté prématurément leur poste et le personnel restant est le plus souvent non sensibilisé. Il y a donc un « healthy work effect » biaisant les analyses.

Toutefois, pour les tests cutanés, les critères de positivité sont bien standardisés (diamètre de la papule d'un prick-test supérieur ou égal à 75% de celle du témoin à l'histamine). Le problème est différent pour le dosage des IgE Spécifiques où les critères varient selon les études.

δ) Autres applications des tests immunologiques dans l'asthme professionnel

Les IgE parfois, et surtout les IgG spécifiques sont des marqueurs d'exposition. Les IgE spécifiques servent à évaluer les personnes sensibilisées parmi les exposées. Ainsi, pour éviter le risque d'apparition d'asthme professionnel, le nombre de personnes sensibilisées dans la population exposée devra être le plus faible possible. Le suivi du taux d'IgE spécifique a permis de proposer des concentrations atmosphériques admissibles en milieu de travail, inférieures aux valeurs limites habituelles ou réglementaires.

4°) Les Epreuves Fonctionnelles Respiratoires (EFR)

Les EFR sont d'un grand intérêt dans le diagnostic de l'asthme professionnel en objectivant l'obstruction bronchique réversible.

Dans ce travail, nous ne ferons qu'évoquer les différentes techniques de mesure qui sont le plus fréquemment utilisées dans la démarche diagnostique d'asthme professionnel ainsi que leur interprétation.

a) La spirométrie

Technique la plus utilisée en routine, elle permet de mesurer les volumes mobilisables et non mobilisables. On mesure ainsi le volume courant (VT), la capacité vitale (CV), le volume de réserve expiratoire (VRE), le volume de réserve inspiratoire (VRI), la capacité inspiratoire (CI= VRI + VT) et le volume expiré maximal en une seconde (VEMS). La spirograhie à l'hélium permet, quant à elle, de mesurer la capacité résiduelle fonctionnelle (CRF) et la capacité pulmonaire totale (CPT= CV + VR). Ces différents paramètres sont notés sur la figure 2.

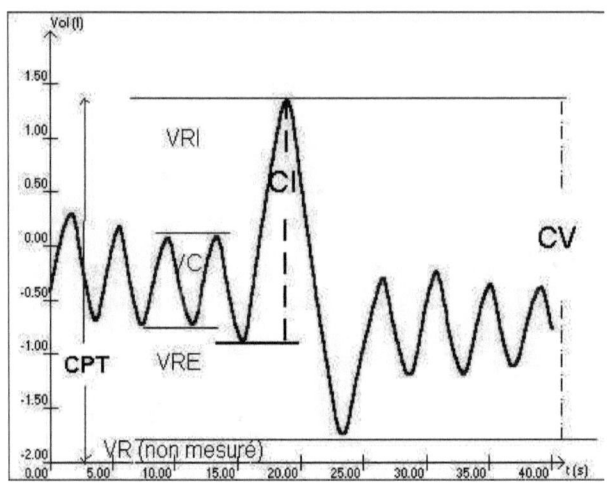

Figure 2 : Paramètres respiratoires explorés par la spirométrie

Une valeur à laquelle nous nous intéresserons plus particulièrement dans le diagnostic d'asthme est le rapport de Tiffeneau (VEMS/CV). En effet, son abaissement signe l'existence d'un trouble ventilatoire obstructif qui est une des composantes de la définition de l'asthme. Devant l'existence d'une obstruction bronchique, un test de réversibilité sera associé à la spirométrie.

Ce test consiste à répéter la spirométrie après inhalation par le patient de deux bouffées de bronchodilatateurs. Le caractère réversible de l'obstruction est jugé sur les valeurs du VEMS : une augmentation d'au moins 20% de la valeur de base du VEMS est nécessaire pour prouver l'existence d'une réversibilité pour Pauli (27) et une variation de 12% si elle est supérieure à 200 cm3 pour Perdrix (28).

b) Les courbes débit-volumes

Les débits inspiratoires et expiratoires sont enregistrés sur un pneumotacographe mesurant les débits maximaux à différents niveaux de la CV, mais également le VEMS et la capacité vitale forcée (CVF). Lorsqu'il existe une obstruction bronchique limitée aux petites voies aériennes, comme dans un asthme débutant, les débits expiratoires à bas volume pulmonaire (DEM 25% de la CV essentiellement) seront abaissés sans diminution du rapport de Tiffeneau.

L'analyse d'une courbe débit-volume permet donc ainsi un diagnostic précoce. Cette technique de masse est de plus en plus utilisée dans les enquêtes de santé au travail (28).

c) Pléthysmographie

Examen réalisé en cabine étanche, il permet de mesurer les mêmes paramètres que la spirométrie avec en plus les résistances des voies aériennes. Elle est très intéressante lorsqu'il existe une distension parenchymateuse importante car elle permet de prendre en compte les zones peu ou pas ventilées. (27)

d) Résistance des voies aériennes

La résistance des voies aèriennes est étudiée grâce à un pneumotacographe selon 2 méthodes : l'oscillation forcée et la méthode d'interruption du débit. La méthode par oscillation forcée, qui repose sur la détermination de variations de pression directement sur l'embout, est plus sensible que l'interruption. (28)

e) Transfert du CO

La mesure du transfert du CO permet de juger de l'intégrité de la membrane alvéolo-capillaire et d'avoir une idée assez fine de la diffusion pulmonaire de l'oxygène. La technique la plus fiable est la technique dite en apnée car elle ne s'intéresse qu'au passage alvéolocapillaire. L'autre méthode en régime stable est gênée par le phénomène ventilatoire, notamment une fréquence élevée (28). Dans l'asthme peu évolué il est souvent augmenté, mais il peut être diminué dans l'asthme vieilli (27).

f) Test d'hyperréactivité bronchique non spécifique (HRBNS)

La réalisation de ce test est importante pour le diagnostic et le suivi d'un asthme professionnel. Utilisant essentiellement les tests pharmacologiques à la métacholine et plus rarement à l'histamine, ces tests consistent en la détermination de la dose minimale de produit entraînant une baisse du VEMS de 20% par rapport à sa valeur de base. Les doses en molécule bronchoconstrictrice sont augmentées par pallier et la dose minimale pour laquelle le VEMS chute d'au moins 20% est appelée PD20 et s'exprime en mg/ml. Pour ce faire, des courbes débit-volume sont enregistrées avant et après chaque pallier. Plus la dose de métacholine nécessaire est faible, plus l'hyperréactivité est considérée comme importante.

La variabilité de l'hyperréactivité bronchique non spécifique selon les périodes d'exposition et de non-exposition prouve une réalité agressive professionnelle mais non la cause spécifique (29).

L'HRBNS est une méthode d'évaluation des séquelles et de suivi des sujets porteurs d'asthme professionnel. Saric cité par Perdrix (29) a prouvé que, sur un suivi de 5 ans, la persistance des symptômes s'accompagne presque toujours d'une HRBNS.

Une étude très intéressante, portant sur les pompiers ayant participé à l'évacuation du World Trade Center, a été publiée en 2004 (30). Le suivi sur 6 mois de ces pompiers a permis de mettre en évidence une corrélation significative entre la présence d'une HRBNS à 1 et 3 mois et l'apparition de RADS. Il note également qu'une HRBNS persiste à 6 mois chez 100% des pompiers ayant une HRBNS à 1 et 3 mois.

Une hyperréactivité bronchique non spécifique se retrouve dans d'autres pathologies pulmonaires non liées au travail, tels que l'asthme non professionnel, la bronchite chronique obstructive, les bronchiolites.

g) Interprétation des résultats

Pour pouvoir apprécier la normalité des valeurs mesurées, il faut avoir des valeurs de référence en fonction de la taille, de l'âge et de l'ethnie. En France, ces valeurs sont celles de l'ERS (European Respiratory Society). Pour l'interprétation des résultats et notamment dans le suivi de pathologies telles que l'asthme professionnel, il faudra tenir compte de l'existence d'une variabilité inter-individuelle mais également intra-individuelle. La variabilité intra-individuelle journalière est d'environ 5% pour le VEMS et CV et de 1% pour le rapport de Tiffeneau, la variabilité hebdomadaire est plus importante pouvant aller jusqu'à 12% pour le VEMS. Il faudra connaître l'heure de réalisation des mesures pour pouvoir comparer les mesures entre elles. (28)

L'existence d'une obstruction bronchique est une première étape dans le diagnostic d'un asthme. En effet, il faudra ensuite rechercher le caractère réversible ou non de cette obstruction, la réversibilité de l'obstruction bronchique étant une des composantes importantes du diagnostic d'asthme.

Dans le cas précis de l'asthme professionnel, l'existence d'une hyperréactivité bronchique non spécifique est très souvent recherchée car très fréquemment présente et permet dans certains cas d'aiguiller l'origine de cet asthme sur une cause professionnelle. En effet, lorsque l'hyperréactivité bronchique non spécifique apparaît au décours d'une exposition professionnelle et disparaît après éviction, l'étiologie professionnelle de l'asthme est très probable. Les valeurs du VEMS avant et après tests pharmacologiques étant les valeurs ayant le coefficient de variabilité le plus bas, la mesure de l'hyperréactivité bronchique est très utile dans le suivi des asthmes professionnels. Mais attention, l'absence d'hyperréactivité bronchique n'élimine pas le diagnostic d'asthme professionnel. En effet, il existe des asthmes professionnels sans hyperréactivité bronchique non spécifique (isocyanates) (14), et une spirométrie réalisée en période intercritique peut être strictement normale. Sa répétition a alors tout son intérêt.

5°) La mesure du débit expiratoire de pointe

Le diagnostic d'asthme professionnel se base sur une relation certaine entre symptomatologie respiratoire et exposition professionnelle. Le grand intérêt de la mesure du débit expiratoire de pointe (DEP) est sa capacité à en montrer des données objectives.

Tout comme le VEMS et la courbe débit-volume, le DEP, qui représente le débit maximal atteint lors d'une respiration forcée exprimé en litre/minute, explore de manière indirecte le calibre bronchique. Comparé au VEMS, il est moins sensible pour détecter une obstruction des voies aériennes et moins reproductible. Sa mesure est en effet davantage influencée par le calibre des voies aériennes centrales que par l'ensemble des voies aériennes et il est davantage dépendant de l'effort respiratoire.

Le DEP peut être mesuré lors d'épreuves fonctionnelles respiratoires ou isolément sur un débitmètre portable. Du fait de leur possibilité de mesure dans de nombreux endroits, de leur faible coût et de la reproductibilité des mesures, ces appareils portables sont très utilisés dans le diagnostic d'asthme professionnel. (31)

Pour que l'étude de ces mesures ait un intérêt diagnostique, l'éducation du patient est primordiale. Après lui avoir expliqué le maniement du débitmètre portable et avoir réalisé avec lui plusieurs essais, un journal lui sera remis.

Dans ce journal, le patient devra noter les valeurs du DEP affichées par l'appareil à chaque mesure. Pour chaque mesure, il faudra enchaîner trois essais successifs permettant de juger de la reproductibilité de la mesure et de la performance du sujet. La meilleure des mesures sera alors notée sur le carnet. En effet, s'il existe une différence supérieure à 20l/min entre les 2 valeurs extrêmes, la validité des mesures et la manière dont le patient utilise le débitmètre sont à remettre en cause (29). La supériorité de l'analyse des graphiques réalisés en prenant la meilleure des trois mesures par rapport à la meilleure des mesures reproductibles a été démontrée par Leroyer en 1998 (31).

Dans la recherche diagnostique d'asthme professionnel, il ne faudra pas se contenter d'une seule mesure journalière. Au moins trois à quatre mesures journalières sont à effectuer avec en parallèle la notification sur le journal, de l'heure, d'une éventuelle symptomatologie respiratoire (dyspnée, toux), d'une prise de β2 mimétiques et des caractéristiques du moment de mesure par rapport à l'activité professionnelle (congé, poste exposant à un allergène, pause…).

La sensibilité de l'étude du DEP dans le diagnostic d'asthme professionnel diminue lorsque moins de 4 mesures journalières sont réalisées (19).

L'idéal est une prise de mesure régulière toutes les deux heures mais cela reste très difficilement applicable sur le terrain. Le nombre de mesures pourra alors être limité et elles seront faites de préférence au lever, avant et après la journée de travail et au coucher. La période de mesure devra se prolonger sur au moins 2 semaines d'activité et 2 semaines de congé. Mais elle devra s'étendre sur plus longtemps si l'exposition est intermittente ou si le patient ne travaille à son poste que depuis peu. (18)

Pour une meilleure analyse des mesures relevées, elles seront reportées sur un graphique comportant en abscisses, le temps, et en ordonnées les valeurs du DEP. Il existe deux types de graphique : l'un où toutes les mesures sont notées et l'autre où seuls le maximum, le minimum et la moyenne journalière sont notés.

La meilleure manière d'interpréter le graphique, en tenant compte du critère objectif de variation du DEP d'au moins 20% sur la journée, est visuelle mais elle demande une certaine expérience. La répétition journalière (effet "journalier"), en conditions de travail habituelles, des diminutions significatives du DEP lors des premières heures d'exposition professionnelle (effet "horaire") avec retour à la normale des valeurs du DEP en période de repos, sont des caractéristiques de l'asthme professionnel à mettre en évidence sur les graphiques de valeurs du DEP.

On pourra également noter une aggravation progressive des valeurs du DEP sur la semaine et ce par effet cumulatif (effet "semaine"). En effet, lorsque les périodes d'exclusion d'exposition ne sont pas suffisamment longues, les valeurs du DEP ne remontent pas à leur valeur de base avant une nouvelle exposition. (32)

Comme nous l'avons déjà évoqué, la pertinence de l'interprétation de ces graphiques par des personnes entraînés a été étudiée. Ainsi, la sensibilité de l'analyse d'un graphique avec la meilleure des 3 valeurs était de 73% et la spécificité de 100% ; pour la meilleure des 2 valeurs reproductibles, la sensibilité était de 54% et la spécificité de 100%. (31)

Les inconvénients de ces mesures résident dans le fait qu'elles sont dépendantes de la collaboration du sujet. Ainsi des problèmes techniques ou de motivation peuvent se rencontrer. De plus, si le patient a déjà présenté une crise d'asthme sévère au travail, le retour dans l'environnement de travail doit être bien réfléchi.

Pour que l'étude reste significative, en cas d'exposition intermittente, la durée de la période de mesure devra être rallongée pour pouvoir couvrir plusieurs périodes d'expositions successives. Les autres inconvénients du DEP sont sa sous-estimation des variations du calibre des voies aériennes et, même s'il permet de corréler une symptomatologie respiratoire aux conditions de travail, le fait qu'il ne permette que rarement la détermination de l'agent étiologique (31).

La mesure du débit expiratoire de pointe sur les lieux de travail peut être remplacée par la réalisation de boucles débits-volumes. Actuellement, il existe de petits appareils portatifs permettant leur réalisation avec plus de simplicité (33).Les inconvénients restent la difficulté de réalisation du test. Les boucles débit-volumes peuvent être de bonnes alternatives à l'analyse du DEP pour des sujets compliants et maîtrisant rapidement la technique.

6°) Tests de provocation bronchique spécifiques

Les premiers tests de provocation bronchique spécifiques semblent dater des années 50 mais c'est surtout Pepys et son équipe qui va les développer dans les années 60. Ils ont pour but de reproduire une symptomatologie d'asthme lorsque le patient est exposé à l'agent étiologique suspecté. Il existe plusieurs méthodes dont le choix sera fait suivant la nature physico-chimique de l'agent étiologique et la méthode d'exposition. Pour avoir connaissance de ces paramètres, une étude de poste avec le médecin du travail de l'entreprise est très souvent nécessaire (34).

a) Les quatre méthodes utilisées (35)

α) Tests réalistes

Ils consistent en la reproduction du geste professionnel dans une cabine ventilée. Ils sont souvent utilisés pour les activités peu complexes et nécessitant peu de matériel comme le ponçage, le sciage, la soudure et des gestes de coiffure. Ils sont parfois les seuls moyens pour avoir un diagnostic étiologique précis.

β) Aérosols de substances hydrosolubles

Dans cette technique, un aérosol de substances calibrées et standardisées est administré au patient. Cette méthode est surtout appliquée aux allergènes d'origine animale et végétale. La concentration en allergène à administrer est calculée en fonction de la concentration en allergène donnant un prick-test positif, il est commun et plus sérieux de débuter avec une concentration dans l'aérosol correspondant de 10 à 100 fois moins que celle du prick-test.

γ) Tests avec des substances pulvérulentes

Tests pouvant se dérouler suivant plusieurs méthodes selon la substance en cause.

Il est possible de mélanger la poudre de la substance incriminée à du lactose, les concentrations en substance dans le mélange seront alors progressivement augmentées. Pour simuler l'exposition, on demandera au travailleur de réaliser des transvasements ou brassages répétés. Avec cette méthode, le risque qui apparaît est celui d'une concentration en substance plus importante que lors de l'exposition professionnelle et qu'alors une crise d'asthme sévère survienne.

A l'opposé, cette concentration peut être plus faible que dans l'environnement de travail et masquer un asthme professionnel existant. Pour éviter ces biais, une analyse de la concentration et de la granulométrie de la substance doit être effectuée au cours d'une étude de poste. Cette méthode peut s'appliquer pour des domaines industriels très variés tels que l'agroalimentaire (farine, épices, ail, colorants alimentaires), l'industrie des colorants, l'industrie pharmaceutique.

L'équipe de Cloutier a mis au point un générateur d'aérosol de particules sèches de diamètre et concentration connus. Avec cet appareil, il est possible de faire varier et de connaître la concentration et la durée d'inhalation. Cette méthode a surtout été utilisée pour des asthmes à la farine chez des boulangers.

Pour des règles d'éthique et pour la santé du patient, l'exposition lors des tests de provocation à des substances pulvérulentes doit se faire à des concentrations inférieures aux valeurs limites et/ou moyennes d'exposition (VLE et VME) lorsqu'elles existent. Mais dans le contexte professionnel, la concentration atmosphérique de la substance suspectée peut être supérieure aux VLE ou VME et le test de provocation ne retrouvera pas l'existence d'un asthme professionnel pourtant véritable.

δ) Tests avec des substances volatiles

Cette méthode a été mise au point en premier lieu pour la recherche des asthmes aux isocyanates, et il en existe différentes variantes en fonction de la volatilité de l'isocyanate testé.

Cette méthode a ensuite été utilisée pour des substances telles que le formaldéhyde, le glutaraldéhyde et plus rarement le latex.

Dans le cadre des tests de provocation avec des substances volatiles pour lesquels la concentration générée est connue, il est recommandé de ne pas dépasser les valeurs limites d'exposition données par l'INRS.

Excepté pour les rares tests avec solution nébulisée et administrée par embout buccal, dans les différentes méthodes que nous venons de décrire, le test sera réalisé en cabine spéciale.

b) Modalités d'exposition

Les modalités d'exposition sont assez bien codifiées mais peuvent varier d'une équipe à une autre.

α) La cabine d'exposition

D'un volume variant de 5 à 8 m3, elle aura idéalement une température et une hygrométrie constantes. Les concentrations en substances dans la cabine seront stabilisées par leurs conditions de génération et le débit d'air extrait de la cabine. Un autre point important est la possibilité de surveillance du patient grâce au vitrage de la cabine et au parlophone.

β) Doses et durées d'exposition

La dose inhalée dépend à la fois de la concentration de la substance utilisée et de la durée de l'exposition. C'est pourquoi, l'augmentation des doses d'exposition, qui se doit d'être progressive et ce quelque soit la substance, se fera en variant la concentration de la substance et/ou la durée de l'exposition.

Dans les recommandations de l'American Academy of Allergy, il est préconisé de débuter les expositions sur une minute le premier jour puis 5 minutes le deuxième, quinze minutes le troisième et ainsi de suite jusqu'à l'apparition d'une réaction ou jusqu'à l'arrêt du test si des doses élevées de substances sont atteintes sans modification clinique ou spirométrique (34).

Pour Malo (35) le test doit se dérouler sur plusieurs jours :

Le premier jour, vérification de la stabilité de la fonction respiratoire sans test d'inhalation. Le suivant, réalisation du test avec générateur d'aérosol de lactose puis test de provocation avec un générateur permettant de contrôler les doses inhalées d'allergène avec une durée cumulée de 2 heures. On débute le premier test de provocation par une inspiration puis 10, 20, 30 secondes, et ensuite 2, 5, 30 minutes et ainsi de suite jusqu'à un temps d'exposition cumulée de 2 heures. Si la variation est inférieure à 20%, il est possible de refaire un test avec un générateur d'exposition sur 4 heures ou de faire un test en cabine avec une exposition de 2 voire 4 heures, en surveillant le VEMS et la réactivité bronchique.

Ce protocole est valable pour les agents de haut poids moléculaire. Pour les agents de faible poids moléculaire ou certains agents de haut poids comme le psyllium, il faudra adapter le protocole aux particularités de la substance et de la réaction respiratoire à cette substance.

Ce procédé ne permet pas de quantifier la quantité d'allergène inhalé à l'origine d'une chute du VEMS.

Pour remédier à cette difficulté, Choudat a préconisé la réalisation de tests avec mesures de la concentration de l'aérosol et du débit inspiratoire permettant un calcul précis de la dose reçue (36). L'aérosol est inhalé en plusieurs périodes successives. La dose cumulée inhalée est progressivement augmentée par augmentation du nombre de périodes, des durées d'inhalation et de la concentration. Grâce à un programme informatique, les doses d'allergène (dans l'étude de l'asthme à la farine) entraînant une baisse du VEMS de 15 et 20% ont pu être calculées.

En ce qui concerne la concentration initiale, elle dépendra de la sévérité des crises d'asthme lors de l'exposition professionnelle, du degré d'hyperréactivité bronchique mais aussi des conditions d'utilisation professionnelle de cette substance.

γ) Paramètres de mesure

De par sa grande reproductibilité, le paramètre le plus fréquemment utilisé est le VEMS (34, 35, 36). La courbe débit-volume et/ou la mesure des résistances aériennes peuvent le remplacer ou s'y ajouter suivant les cas.

Pour un bon suivi de l'obstruction bronchique, des mesures fonctionnelles seront réalisées avant l'exposition et immédiatement après, puis toutes les 15 minutes durant la première heure. Ensuite des mesures horaires du VEMS et du débit de pointe semblent se justifier pendant 8 heures, les réactions retardées étant recherchées par la mesure du débit de pointe dans la soirée voire la nuit (35).

Mais s'il apparaît des signes tels qu'une toux, une irritation nasale ou une oppression thoracique lors de la période d'exposition, celle-ci sera immédiatement interrompue et des mesures fonctionnelles réalisées rapidement.

A la vue du déroulement chronologique, des mesures lors d'un test de provocation bronchique spécifique, une hospitalisation de 24 heures semble être la meilleure solution pour obtenir des résultats objectifs (34).

Un test est classiquement considéré comme positif lorsqu'une chute du VEMS, supérieur à 20% par rapport à sa valeur initiale, est notée après exposition (34,35,36). Mais compte tenu du coefficient de variation du VEMS, de l'ordre de 8%, pour Kopferschmitt-Kubler certains tests seront considérés comme positifs sur une baisse de seulement 15% du VEMS si elle s'associe à des signes cliniques évocateurs. Ceci est confirmé par l'étude de Choudat (36) dans laquelle les sujets ayant une baisse du VEMS entre 15 et 20% ont un test de provocation à la farine significativement différent de celui au lactose.

Lors d'un test avec exposition à l'allergène à une concentration et un temps donnés, la conduite à tenir ultérieure dépend des résultats spirométriques et de la clinique. Si la variation du VEMS en post-exposition est inférieure à 10%, une concentration d'agent inhalée supérieure sera testée. Entre 10 et 20% on répétera l'exposition à la même dose, et si la variation est supérieure à 20%, on arrêtera le test qui sera alors considéré comme positif (35).

Devant l'absence de modifications cliniques ou des paramètres respiratoires, le test est arrêté après 9 périodes (104 minutes) pour Choudat (36).

De même, le test sera arrêté devant l'apparition de signes cliniques invalidants ou de toute altération de l'état général du patient.

δ) Types de réponse

Les types de réponse aux tests de provocation bronchique sont reliés aux types de réactions immunologiques mises en jeu, il y en a ainsi classiquement 3 : immédiat, retardé et double.

La réaction immédiate se caractérise par une baisse maximale du VEMS entre 10 et 20 minutes après exposition et une normalisation en 1 heure. La réaction retardée survient entre 3 et 8 heures après l'exposition. Les réactions doubles associent une réaction immédiate et une réaction retardée. (35)

ε) Tests contrôles

Pour une plus grande fiabilité, les tests en cabine devraient être précédés de test avec placebo (de nature variable en fonction de la substance testée ultérieurement) et de mesures régulières des paramètres respiratoires sur 8 heures. Ceci permet de vérifier l'absence de fluctuation du VEMS et l'absence d'un syndrome obstructif lié à l'arrêt des thérapeutiques. Les thérapeutiques à visée respiratoire sont à arrêter dans un délai variable selon leur pharmacodynamie. Un problème se pose pour les traitements de fond comme les corticoïdes inhalés, dont l'arrêt peut déstabiliser un asthme et laisser apparaître une obstruction bronchique empêchant la réalisation du test. C'est pourquoi il est le plus souvent recommandé d'interrompre ces thérapeutiques le matin même de l'examen, la réaction observée pourra alors être de moindre intensité ou plus retardée. (34)

c) Conditions de sécurité

Ces tests de confirmation du diagnostic d'asthme professionnel exposent les patients à la substance étiologique étant probablement à l'origine de leur asthme. Les doses inhalées ne sont pas toujours standardisées et le risque d'une réaction importante avec crise d'asthme aigu grave existe. Il faut donc s'entourer de toutes les précautions requises avant de s'engager dans ce type de test.

Tout d'abord, il faut parfaitement connaître les agents étiologiques suspectés. Par exemple, les substances glycoprotéiques d'origine animale ou végétale peuvent contenir des additifs ou impuretés pouvant être à l'origine d'une réaction plus importante. Pour les substances chimiques, il faudra se référer aux fiches de données de sécurité. En plus de ces renseignements, une collaboration étroite avec le médecin du travail est nécessaire pour connaître le poste de travail.

Comme nous l'avons déjà indiqué, en théorie la concentration des substances auxquelles le patient est exposé doit rester inférieure aux limites réglementaires. Mais ce sont des limites basées sur des effets toxiques et non allergiques, d'où une nécessaire prudence quant à l'interprétation de ces valeurs. Pour certaines substances, les concentrations aériennes en milieu professionnel ont été répertoriées et peuvent servir de référence. (34)

Une cabine bien ventilée avec possibilité de surveillance continue du patient au travers de parois vitrées est indispensable. Les tests seront toujours réalisés sous surveillance médicale et avec matériel de réanimation à proximité, la pose d'une voie d'abord veineuse avant le test est fortement recommandée. Le traitement des réactions immédiates et retardées est celui de toute crise d'asthme et sera modulé en fonction de la sévérité de la crise. Une corticothérapie semble nécessaire dans le cas de réactions retardées pour éviter l'apparition d'un asthme récurrent sur plusieurs jours suivant l'exposition. (35)

Et bien entendu, il existe des contre-indications médicales à la réalisation de ces tests : asthme instable, infection respiratoire, VEMS inférieur à 70% de la valeur théorique, pathologies lourdes associées, grossesse, traitement β-bloquant en sont quelques exemples.

d) Interprétation et indication des tests de provocation spécifiques

Un test peut être faussement négatif lors d'une mauvaise utilisation des substances (utilisation de vapeur alors qu'il aurait fallu utiliser un aérosol), si la substance retenue diffère de celle présente sur les lieux de travail, si l'exposition est trop courte ou trop faible, ou si l'arrêt de l'exposition est survenue depuis trop longtemps (cas fréquent) (29).

Un bronchospasme non spécifique induit par les manœuvres d'expiration forcée peut être à l'origine d'un test faussement positif (34).

Les indications de ces tests sont variables en fonction des pays et de leur législation en matière de reconnaissance d'asthme professionnel. En France, par exemple, où les asthmes inscrits dans les tableaux de maladies professionnelles sont reconnus par présomption d'origine, l'indication des tests reste du domaine de la recherche (sur la physiopathologie d'asthme déjà connu ou l'identification de nouveaux agents). Le tableau 66 du régime général intitulé « rhinites et asthmes professionnels » a été modifié en février 2003. La nouvelle formulation permet de reconnaître la quasi totalité des asthmes professionnels sans avoir recours à un test de provocation bronchique spécifique, car dans la liste limitative des travaux susceptibles de provoquer ces maladies est apparu et en premier point : "Travail en présence de toute protéine en aérosol". Dans le tableau 45 du régime agricole intitulé "Affections respiratoires professionnelles de mécanisme allergique" apparaissait déjà dans la liste limitative des travaux, la manipulation ou emploi habituels, dans l'exercice de la profession, de tous produits.

7°) Mesure des polluants aériens sur les lieux de travail (37)

Ces mesures permettent d'authentifier et de quantifier une exposition professionnelle pour pouvoir ensuite réaliser de manière plus pertinente et en toute sécurité les examens complémentaires (immunologiques et tests de provocation bronchique spécifique essentiellement) nécessaires au diagnostic d'asthme professionnel.

Les substances en cause dans l'asthme professionnel étant de masse moléculaire et de nature chimique très variables, il existe plusieurs méthodes pour mesurer leur concentration atmosphérique. Elles sont divisées en deux grandes catégories : les méthodes d'échantillonnage de l'air et les méthodes à lecture directe. Les méthodes d'échantillonnage, méthode de référence pour la plupart des mesures, consistent à recueillir de l'air sur un support adapté puis de l'analyser en laboratoire. Les prélèvements peuvent être individuels (la pompe ou le support est porté par l'opérateur), ou à point fixe (mesure de la pollution en un point précis prédéfini).

Les techniques individuelles avec prélèvement au niveau des voies aériennes du travailleur sont à réaliser, si elles sont techniquement faisables, en premier lieu car elles apportent les résultats les plus proches de la réalité. Le temps d'échantillonnage est variable en fonction de la technique et de la sensibilité des appareils. Les méthodes à lecture directe (absorption de rayonnement bêta, diffusion de la lumière) sont moins spécifiques que les méthodes d'échantillonnage mais plus adaptées pour l'étude de l'évolution dans le temps de la concentration.

Les différents appareils utilisés doivent respecter un certain nombre d'exigences relatives à leur performance pour que les résultats obtenus permettent de vérifier la bonne application des mesures techniques de prévention (systèmes d'aspiration et de ventilation, respect des procédures d'hygiène et de sécurité).

Les résultats de ces mesures devront être analysés en fonction des postes de travail, des différents secteurs de travail de l'entreprise, des substances présentes, du profil des concentrations dans le temps et de la précision des mesures.

Ces résultats pourront être comparés aux valeurs limites réglementaires, mais, comme nous l'avons déjà mentionné auparavant, celles-ci sont fixées en fonction de données toxicologiques et non allergologiques.

La mesure atmosphérique des polluants sur les lieux de travail doit permettre de définir les postes à risque, de déterminer les facteurs influençant leur concentration, d'apprécier l'efficacité des mesures de prévention et de tenter de définir des seuils de risque d'exposition.

8°) Arbre décisionnel

L'arbre décisionnel,(Figure 3 en annexe) reflétant les étapes du diagnostic d'un asthme professionnel que nous développons ici, est inspiré des guidelines européens et de la législation française ainsi que des travaux de Pauli et Malo (21,26).

Les deux étapes clés, qui peuvent être suffisantes en France car la reconnaissance des maladies professionnelles se fait sur la présomption d'origine, sont la confirmation du diagnostic d'asthme professionnel et l'objectivation d'une relation entre les symptômes et le travail.

Cet arbre est élaboré pour la législation française et pour les cas pour lesquels des tests spécifiques pour la substance étiologique suspectée existent.

En cas d'absence de tests cutanés et respiratoires spécifiques, le diagnostic reposera essentiellement sur la recherche d'une hyperréactivité bronchique non spécifique et d'une variation, en relation avec le travail du peak flow ou du VEMS.

Dans certains pays, comme le Canada, la reconnaissance de l'asthme professionnel se base sur la positivité du test de provocation bronchique spécifique. Ce test sera donc réaliser de manière plus fréquente dans la démarche diagnostique.

D/ EPIDEMIOLOGIE DE L'ASTHME PROFESSIONNEL

1°) L'asthme professionnel dans le monde

Nous allons essayer de dresser une vue d'ensemble des données épidémiologiques concernant l'asthme professionnel au travers de différentes études.

Une étude européenne de grande envergure menée par l'European Community Respiratory Health Survey, cité par A Newman Taylor (15), conclut à une prévalence médiane de l'asthme en général à 3.1% de la population générale.

Une étude espagnole (38) portant sur 2646 sujets de 20 à 44 ans, attribue quant à elle, 5% des asthmes à une exposition professionnelle.

Dans la population française générale, la prévalence de l'asthme est communément admise comme comprise entre 5 et 10% de la population générale (39). Dans l'étude de la littérature menée par Gautrin (23), la proportion de nouvel ou d'asthme récurrent dans la population générale attribuable au travail est de l'ordre de 10 à 15%. Ce chiffre est confirmé par Newman Taylor (15). Si l'on admet également que dans ces 5 à 10%, 5% au minimum ont une composante professionnelle, cela représente une prévalence d'environ 75 000 cas. Les chiffres officiels de la Sécurité Sociale font état de 300 nouveaux cas en France, ce qui démontre bien la difficulté de faire le diagnostic d'asthme professionnel et la sous-déclaration associée.

Plusieurs pays ont mis en place des observatoires de surveillance de la fréquence et de la distribution de l'asthme professionnel au sein de la population générale.

En France, il s'agit de l'ONAP (Observatoire National de l'Asthme Professionnel) créé en 1996. Il ne s'agit pas d'un recensement exhaustif des cas d'asthme professionnel car la déclaration à l'ONAP est faite par des médecins volontaires.

Les premiers résultats du recensement sur la période 96-99 (40) font état de 2178 cas, soit une moyenne annuelle de 24 par million de Français. On note une prépondérance masculine avec une moyenne annuelle de 27 cas par million pour les hommes (63.1% des cas), pour une moyenne annuelle de 19 par million chez les femmes (36.9% des cas). L'âge moyen des sujets recensés est de 37.3 ans. La proportion des femmes est en constante croissance, passant de 31% en 1996 à 44% en 1999. Le tableau 1, selon l'article d'Ameillepublié dans la revue Occupationnal and Environmental Medicine en 2003 (40), montre ces variations.

Tableau 1 - Incidence annuelle d'asthme professionnel par million de salariés, par âge et sexe entre 1996 et 1999.

	Cas n (%)	Population de travailleurs	Taux d'incidence (intervalle de confiance à 95%)
Population générale	2178 (100)	23055000	24 (22 à25)
15-29 ans	660 (30.3)	5600000	30 (27 à 32)
30-44 ans	820 (37.6)	10200000	20 (19 à 22)
45- 59 ans	593 (27.2)	5900000	25 (23 à 27)
Hommes	1375 (63.1)	12708000	27 (25 à 29)
Femmes	803 (36.9)	10347000	19 (18 à 21)

Ameille, l'auteur de ce rapport, conclut que l'on peut considérer que 10% des asthmes apparaissant dans la population générale sont en lien avec le travail. Au niveau clinique, 78.8% des cas recensés étaient des asthmes professionnels typiques, 15.7% atypiques et 5.5% des RADS. Au niveau des méthodes ayant permis le diagnostic d'asthme professionnel, on retrouve l'hyperréactivité bronchique non spécifique (55.5%), les tests épicutanés (48.3%), le dosage des IgE (47%), le dosage répété du débit de pointe (31%), la courbe débit-volume répétée (25.7%), le test de provocation nasale spécifique (13%) et le test de provocation bronchique dans seulement 11% des cas. La relation entre asthme et travail est certaine dans 56% des cas, probable pour 25.9% et possible pour 18.2%.

En 2003, 491 cas ont été signalés avec 56,4% d'hommes et 43.6% de femmes, un âge moyen de 39,8 ans.

Au Royaume-Uni, existe depuis 1989 un observatoire nommé SWORD (Surveillance Work-related and Occupationnal Respiratory Disease). C'est un système de surveillance de toutes les pathologies respiratoires liées au travail et non exclusivement de l'asthme comme en France. Dans une étude (41) allant de 89 à 97, ils ont recensé 13732 nouveaux cas de maladies respiratoires dont 3966 (29%) cas d'asthmes professionnels. Le recueil des données ayant été plus difficile entre 92 et 97, ils estiment ce chiffre à 7387 nouveaux cas pour la période de 89 à 97. Dans l'article relatant cette étude, la population étudiée est décrite dans sa globalité et il est donc difficile d'en faire une extrapolation pour les seuls cas d'asthmes. On retrouve tout de même une majorité d'hommes (70%).

En Finlande, le registre géré par le Finnish Institute of Occupational Health est très ancien, il date de 1926. Le nombre annuel de cas déclarés était de 80 en 1976 et de 372 en 1992, soit 153 cas par million de travailleurs. L'incidence élevée des cas d'asthmes professionnels (17.4 pour 100 000 salariés) serait liée à la forte incidence chez les agriculteurs (1 400 par million) (23).

Les Etats-Unis, grâce au projet SENSOR (Sentinel Event Notification System for Occupationnal Risks), ont mis l'accent sur la prévention en recherchant les cas essentiellement dans le but d'une intervention sur les conditions de travail. Les données proviennent de médecins sentinelles de 6 états (23).Les incidences annuelles varient de 18 à 29 cas par million, pour la période allant respectivement de 1988 à 1992.

Au Québec, le système de reconnaissance des maladies professionnelles étant plus favorable au niveau financier et nécessitant une preuve objective, les chiffres de reconnaissance d'asthme professionnel semblent plus fiables. Entre 86 et 88 (42), 214 nouveaux cas ont été déclarés, soit une incidence de 25 par million de salariés. Une moyenne annuelle de 60 cas pour les années 90 est le chiffre annoncé par les autorités canadiennes.

2°) Agents étiologiques

La liste des agents étiologiques d'asthme professionnel est longue, plus de 250 substances ont été recensées par l'OMS. Nous nous bornerons donc à la liste des principaux agents étiologiques retrouvés en France et à une comparaison avec d'autres pays industrialisés.

a) En France

Dans l'étude de l'ONAP de 96 à 99 (40), l'agent le plus fréquemment retrouvé est la farine (20.3%), puis les isocyanates (14.1%), le latex (7.2%), les aldéhydes (5.9%) et les poussières de bois (3.7%). La liste des métiers les plus touchés est en lien avec les agents les plus fréquents : boulangers (20.2%), travailleurs du milieu de santé (10.4%), peintres au pistolet (8.1%) et coiffeurs (6.8%). Le suivi sur 4 ans des principales étiologies montre une diminution des cas liés à une exposition à la farine et aux isocyanates mais une augmentation pour le latex et les persulfates. (cf Tableau 2 selon Ameille Occupationnal and environnemental Medicine 2003 (40))

Tableau 2- Variation de la distribution des cas d'asthmes professionnels par agents suspectés sur la période 1996-1999

Agents	1996 (%)	1997 (%)	1998 (%)	1999 (%)
Farine	20.4	22.6	21.2	17.6
Isocyanates	16.1	15.8	12.1	13.1
Latex	5.1	7.3	6.9	9
Aldéhydes	5.1	5.3	6.5	5.6
Persulfates	5	4.1	6.7	7.2
Poussières de bois	4.4	3.7	2.8	3.9

Cela rejoint l'étude de Dupas (43) menée sur 144 cas d'asthme professionnel vus en consultation de pathologie professionnelle, mais avec une prépondérance d'asthmes aux isocyanates (33%) par rapport aux asthmes à la farine (28.4%). Ceci est très probablement lié aux particularités industrielles du bassin nantais avec de nombreuses entreprises dans lesquelles une exposition aux isocyanates existe.

En 2003, selon l'ONAP, les principales étiologies étaient la farine (22,8%) et les isocyanates (12,6%) pour les hommes et les persulfates alcalins (23.5%) et le latex (10.6%) pour les femmes.

b) Autres pays

Au Royaume-Uni, les agents les plus représentés sont les agents chimiques avec essentiellement les isocyanates (22%), puis les substances organiques avec la farine (SWORD).

Les isocyanates semblent donc être la première cause d'asthme professionnel en Grande-Bretagne mais également au Québec (15), dans le

Michigan et le New Jersey avec des proportions allant de 14 à 25% (44), et la deuxième cause en France comme nous l'avons déjà citée.

En Finlande, la grande majorité des cas (70%) est liée à une exposition à des allergènes animaux ou à la farine et aux céréales. Mais il faut savoir que les agriculteurs bénéficient d'assurance maladie professionnelle qui leur est financièrement favorable, ce qui n'est pas le cas de toutes les catégories de travailleurs, et un biais de déclaration est probable (23).

Les différences entre pays s'expliquent aussi par le tissu industriel national. Par exemple, la fabrication de plastiques et l'industrie automobile occupent une place importante dans les emplois au Royaume-Uni, la prépondérance des cas dus aux isocyanates peut ainsi s'expliquer. De même, en France, pays du pain artisanal, le nombre important de cas chez les boulangers semble lié au grand nombre d'artisans dans cette profession en France.

3°) Facteurs de risque

Des facteurs individuels prédisposants interviennent très probablement dans la survenue d'un asthme professionnel puisque, pour les mêmes conditions de travail, tous les salariés ne déclareront pas d'asthme. Les principaux facteurs connus sont cités dans ce chapitre.

a) âge et sexe

Comme nous venons de le voir, l'asthme professionnel touche majoritairement des hommes. Mais cette différence entre les deux sexes serait essentiellement liée à une prépondérance masculine sur les postes à risque. De plus, la proportion des femmes déclarant des asthmes professionnels ne cesse de croître au fil des années. Le sexe n'est donc pas considéré comme un véritable facteur de risque (44,45).

Quant à l'âge, les catégories les plus touchées sont celles entre 30 et 45 ans. Cela pourrait s'expliquer par le fait que les sujets jeunes ont plus de facilité à se reclasser et donc à quitter rapidement leur métier avant l'installation d'une gêne véritable, alors que les plus anciens sont plus réticents pour une reconversion et vont délibérément « cacher » leurs symptômes.

Comme ce qui est connu pour les troubles musculo-squelettiques, un Healthy Worker Effect avec maintien au poste des sujets non atteints de pathologie respiratoire et apparition au fil du temps d'une sélection des salariés ne réagissant pas ou peu lors de l'exposition aux substances professionnelles présentes, est fort probable. Mais il est également possible que le risque d'asthme augmente avec l'âge et ceci en rapport avec la durée d'exposition aux irritants, dont la fumée de cigarette (44).

b) Atopie

Dans sa définition, l'atopie est une capacité à se sensibiliser par un mécanisme immunologique IgE dépendant à des pneumallergènes courants. Même s'il existe une relation entre atopie et sensibilisation aux allergènes de haut poids moléculaire de mécanisme IgE dépendant, cela ne signifie pas que l'atopie soit un facteur de risque pour tous ces types d'asthme.

Dans ces recommandations concernant l'asthme professionnel, et basées sur une revue de la littérature selon les méthodes de l'Evident Based Medicine, Nicholson a recensé les agents étiologiques pour lesquels l'atopie est un facteur de risque d'asthme professionnel (19). On y retrouve les enzymes, les isocyanates, les animaux de laboratoire, les allergènes des boulangers. Par contre aucune relation entre atopie et asthme professionnel n'a été retrouvée pour le glutaraldéhyde, le saumon, le crabe, les anhydrides phtaliques, les sels de platine et l'acide plicatique.

L'atopie est également considérée comme facteur de risque de sensibilisation pour les enzymes, le café vert, les allergènes de boulangers, les animaux de laboratoire, les crabes, les crevettes, les anhydrides d'acide.

La valeur prédictive positive de l'atopie dans la survenue d'un asthme professionnel étant faible, elle ne représente pas un motif d'inaptitude aux postes exposés (10). Par contre, une information claire par rapport au risque de sensibilisation doit être donnée à ces personnes ; celles-ci doivent bénéficier d'un suivi particulier.

c) Tabac

Son rôle dans l'apparition des asthmes professionnels n'est pas clairement établi.

Toujours selon Nicholson (19), le tabac est considéré comme facteur de risque de développer un asthme professionnel pour une exposition aux isocyanates, aux sels de platine, au saumon, aux crabes des neiges.

L'intoxication tabagique augmente le risque de sensibilisation au café vert, aux sels de platine, aux crevettes et à la farine.

Son rôle est controversé pour l'exposition aux animaux de laboratoire et aux anhydrides d'acide.

Malo (22), qui a suivi sur 44 mois une cohorte de 769 apprentis exposés aux animaux de laboratoire, à la farine de boulangerie, au latex, retrouvait un nombre d'asthmes professionnels significativement supérieur chez les atopiques.

d) Prédispositions génétiques

Elles ne sont pas encore bien connues. Il semble que le système HLA soit un facteur important. Ainsi le système HLA classe 2 est un facteur de risque pour les asthmes professionnels aux animaux de laboratoire et au cèdre rouge (19).

Par contre, l'homozygotie pour l'allèle GSTP1 val conférerait une protection contre l'asthme au toluène diisocyanate (14).

E/ PRISE EN CHARGE DES PATIENTS PORTEURS D'UN ASTHME PROFESSIONNEL

Une fois le diagnostic posé ou même auparavant en cas de crise d'asthme aiguë grave, une prise en charge médicale s'impose.

Cette prise en charge n'est pas spécifique de l'asthme professionnel, elle est la même que pour les asthmes non professionnels.

C'est pourquoi, devant cette absence de spécificité, nous ne développerons pas ici la prise en charge thérapeutique.

Par contre, nous soulignons encore une fois la nécessité d'une éviction de l'allergène dans la prise en charge des asthmes professionnels.

III/ A PROPOS D'UN CAS D'ASTHME PROFESSIONNEL AU HOMARD

A/ HISTOIRE DE LA MALADIE

Le patient, un jeune cuisinier de 25 ans, a été vu en consultation de pathologies professionnelles à la demande de la Sécurité Sociale, pour un avis d'expert sur une déclaration de maladie professionnelle. En effet, une demande de déclaration de maladie professionnelle au titre du tableau numéro 66 venait de parvenir au médecin Conseil. A l'époque où a eu lieu cette demande (1994), le tableau 66 permettait d'indemniser les rhinites, asthmes ou dyspnées asthmatiformes confirmés par test ou épreuves fonctionnelles, récidivant après une nouvelle exposition.

Le salarié travaillait comme cuisinier depuis ses 16 ans. Les troubles avaient débuté vers l'âge de 22 ans avec apparition, en premier lieu, de conjonctivites et de rhinites de typologie allergique. Six mois avant la consultation, il se plaignait de lésions eczématiformes des mains. Les troubles se sont ensuite aggravés au niveau respiratoire avec toux et sifflements.

Le patient a d'abord consulté son médecin traitant qui lui a prescrit une thérapeutique anti-histaminique 1 par voie orale et l'a dirigé vers un allergologue.

Le bilan allergologique incluait des prick-tests et un dosage des IgE spécifiques par la technique du RAST. Au niveau cutané, on note une forte réaction locale (papule de 10 mm et érythème de 60 mm) pour la crevette fraîche, le lieu et le saumon donnent une faible réaction (papule de 4 mm et 10 mm d'érythème), les pneumallergènes courants testés ne donnent pas de réaction cutanée locale significative.

Pour la recherche d'anticorps spécifiques de type IgE, la technique du RAST a permis de retrouver un taux d'IgE élevé pour le homard, modéré pour la crevette et indétectable pour les poissons.

L'allergologue concluait à une urticaire et un asthme aux crustacés.

Le salarié a donc ensuite été adressé à la consultation de pathologies professionnelles pour pouvoir définir le caractère professionnel ou non de cet asthme.

B/ INTERROGATOIRE

1°) Antécédents Personnels

- Chirurgicaux : appendicectomie dans l'enfance.
- Médicaux : un épisode de dermatose étiqueté comme psoriasis à 16 ans.
- Atopie : pas d'asthme ni d'allergie connue avant 1990.

2°) Antécédents Familiaux

Le seul antécédent notable était, chez sa sœur, un œdème de Quincke lié à une allergie à l'aspirine non documentée.

3°) Habitudes de vie

- Célibataire sans enfants.
- Pas de tabagisme.
- Activités physiques extra-professionnelles non connues.

4°) Symptômes

Le jour de l'examen, qui a eu lieu début septembre 1994, le patient ne se plaint d'aucun trouble respiratoire ni oculaire ou otorynolaryngologique (ORL). Il faut noter que ce salarié a été licencié 2 mois avant la consultation et qu'il était en arrêt de travail depuis le mois de Mai.

La relation avec une exposition professionnelle a été recherchée et évoquée devant le fait que les crises ne survenaient que sur les lieux de travail et disparaissaient lorsque le patient quittait son poste le soir et pendant les repos et congés.
L'activité professionnelle en cause était la cuisson de homards, crevettes ou langoustines.

C/ EXAMEN CLINIQUE

1°) Données anthropométriques :

Homme de 25 ans mesurant 182 centimètres et pesant 78 kilogrammes le jour de la consultation.

2°) Appareil respiratoire :

Auscultation pulmonaire normale, pas de sibilants.

3°) Appareil cutané :

Aucune lésion de type urticarien ou eczématiforme retrouvée au niveau des mains, avant-bras et de la face. Pas de lésions psoriasiques.

4°) Appareil cardiovasculaire :

Examen noté comme ne présentant aucune particularité.

D/ EXAMENS PARACLINIQUES

1°) les tests immunologiques

Aucune anomalie de la numération formule sanguine, notamment absence d'hyperéosinophilie, n'est notée.

Les tests cutanés réalisés sur des aliments frais montraient une forte réaction pour les crevettes (papule de 10mm), une faible réaction pour le saumon et le lieu (papule de 4mm) et l'absence de réaction pour les pneumallergènes courants.

La présence d'IgE spécifiques a été recherchée par la technique du RAST, un taux élevé pour les homards (5.1 ku/l) et pour les crevettes (12.5 ku/l) a ainsi été détecté.

2°) les tests respiratoires

- Une étude de la fonction respiratoire avec boucle débit-volume, spirométrie et test d'hyper-réactivité bronchique a été réalisée. Ces tests ont permis de visualiser l'absence d'obstruction sur les grosses bronches et sur les voies périphériques. En effet, le rapport de Tiffeneau est à 83%, le débit expiratoire de pointe à 10.25 l/s soit 81% de la valeur théorique et le DEM25 à 2.76 l/s, soit 122% de la valeur théorique.

L'absence d'hyper-réactivité bronchique non spécifique a été confirmée chez ce sujet par le fait qu'aucune obstruction bronchique n'a été objectivée sur les EFR malgré l'augmentation progressive des doses de carbacholine (jusqu'à 3200 gamma).

- Un test de provocation bronchique spécifique a ensuite été réalisé. Il a consisté à faire répéter au sujet, dans une cabine spécialement conçue, le geste professionnel. C'est-à-dire cuisson de crevettes, langoustines et homards. La phase de cuisson a duré 1 heure30, et une fois les crustacés cuits, il est resté exposé pendant 2 heures. Il y a donc eu une exposition respiratoire aux fumets de homards, crevettes et langoustines.

Au bout de la première heure d'exposition, le cuisinier a présenté des signes de rhinite avec écoulement nasal, obstruction et des signes de conjonctivite. Une toux, sans sibilant à l'auscultation, est apparue de manière concomitante aux premiers signes cliniques allergiques. Ensuite au fil de l'exposition, des lésions cutanées à type d'érythème prurigineux ont progressivement fait leur apparition sur les zones découvertes. Ce qui est également remarquable, c'est l'existence de lésions urticariennes et papuleuses au niveau des mains lors de la manipulation de la chair de homards.

L'évolution des paramètres respiratoires a été suivie sur un appareil de spirographie puis par mesure du peak-flow en soirée et pendant la nuit.
Il n'a été noté aucune modification des valeurs du VEMS et du rapport de Tiffeneau tout au long de l'exposition.

Par contre, on retrouve une baisse du peak-flow de 22% par rapport à la valeur la plus élevée et ce, à 18h30, soit 4 heures après le début de l'exposition et une heure après la fin du test.

Les modifications des valeurs du peak-flow sont visualisées sur la figure 4.

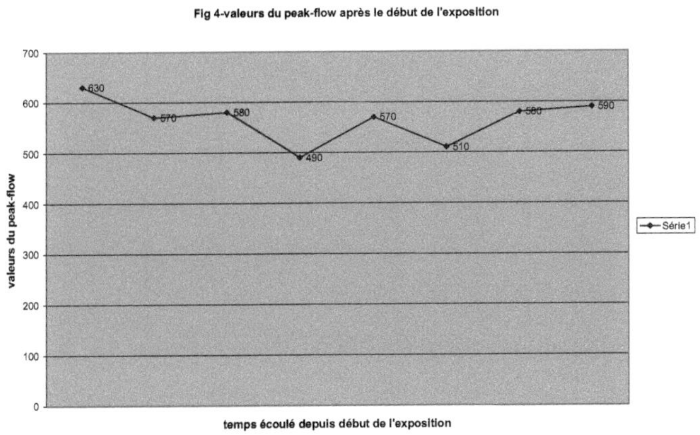

Fig 4-valeurs du peak-flow après le début de l'exposition

Valeurs successives : 630, 570, 580, 490, 570, 510, 580, 590
(axe des abscisses : temps écoulé depuis début de l'exposition ; axe des ordonnées : valeurs du peak-flow)

E/ DISCUSSION

Nous sommes devant le cas d'un cuisinier présentant une allergie professionnelle aux crustacés. Grâce aux examens immunologiques et notamment aux tests cutanés et à la recherche d'IgE spécifique par la méthode du RAST, la sensibilisation du sujet pour le homard et les crevettes a pu être prouvée. Ces tests ont également permis d'éliminer un terrain atopique chez ce sujet, les tests cutanés aux pneumallergènes courants étant négatifs.

Cette sensibilisation se traduit par une symptomatologie nasale, cutanée et respiratoire. L'exposition aux allergènes se fait dans le cadre du travail et la rythmicité d'apparition des symptômes est fortement en relation avec le travail.

L'existence d'un asthme aux fumets de homard n'est pas entièrement confirmée mais reste fortement suspectée devant les résultats du test de provocation bronchique spécifique. En effet, celui-ci a été réalisé durant 3 heures 30 sans modification des paramètres respiratoires. Par contre, on note une chute du peak-flow de 22% par rapport à sa valeur initiale. Cette baisse a été notée six heures après le début de l'exposition et 2 heures après la fin du test. Il est difficile de considérer cette valeur comme significative car se basant sur le peak-flow et non sur le VEMS. Le manque de significativité est lié au fait qu'il existe des variations inter et intra-individuelles pour les valeurs du Peak-flow et est également lié à la difficulté de reproductibilité des mesures.

A côté de ces modifications de paramètres respiratoires, le sujet a présenté des manifestations allergiques à type de rhinite, conjonctivite et de lésions urticariennes.

Nous pouvons conclure à une sensibilisation aux crustacés, et plus particulièrement aux crevettes et aux homards, médiée par les IgE. Le diagnostic d'asthme professionnel au homard peut être posé, asthme immunologique avec période de latence. L'absence de réaction pulmonaire lors du test de provocation spécifique peut s'expliquer par la non exposition du sujet dans les 4 mois qui ont précédé ce test. Le sujet a en effet été en arrêt de travail puis licencié de son poste de cuisinier dans ce restaurant de fruits de mer.

Un avis favorable à la demande de déclaration de maladie professionnelle au titre du tableau n° 66 du régime général a alors été transmis au médecin Conseil de la caisse de Sécurité Sociale du patient.

Comme nous le reverrons dans le chapitre sur les différentes étiologies d'asthme professionnel en milieu maritime, ce cas est très intéressant car il est un des rares cas d'asthme au homard à avoir été publié dans la littérature. L'existence d'une sensibilisation croisée aux crevettes est également notable et sera approfondie ultérieurement.

IV/ ASTHME PROFESSIONNEL EN MILIEU MARITIME

A/ LE MILIEU MARITIME

1°) Définition et cadre

La médecine est l'ensemble des activités techniques et scientifiques qui ont pour but la prévention, la guérison ou le soulagement des maladies et des infirmités. Pour connaître la définition de la médecine maritime il suffit de rajouter « en rapport avec le milieu marin ». La médecine maritime embrasse de fait toutes les spécialités de la médecine et les applique à ce milieu spécifique, la mer. Ceci est la définition de la médecine maritime donnée par le Dr Jégaden en introduction des actes du deuxième colloque Mer et Santé de Septembre 2003 (46).

Dans cette thèse, nous avons pertinemment choisi de nous centrer sur les étiologies purement maritimes des asthmes professionnels. Nous avons donc intentionnellement exclu les agents étiologiques auxquels pourraient être exposés des travailleurs du milieu maritime (les produits transportés par bateaux, déchargés à quai ou autres produits utilisés dans le cadre de leur travail) mais n'étant pas d'origine maritime. Ceci nous a amené à inclure un grand nombre de produits de la mer.

Les principales professions exposées peuvent être divisées en trois catégories :

- Capture ou élevage de produits de la mer. Ce sont donc essentiellement les pêcheurs, ostréiculteurs, plongeurs.

- Acheminement et vente de ces produits : mareyeurs, poissonniers, dockers.
- Transformation des produits de la mer : employés de conserverie, employés dans l'industrie alimentaire humaine et animale.
- Manipulation de produits de la mer : chercheurs, techniciens de laboratoire, océanographes.

Nous avons opté pour un abord des différentes étiologies d'asthme professionnel en milieu maritime sur le versant des substances en cause et non sur celui des professions. En effet, au vu de la diversité des produits auxquels sont exposés les différents corps de métier en relation avec le monde maritime, nous avons jugé cette méthode plus claire et moins redondante.

B/ ETIOLOGIES

1°) Crustacés

Les crustacés sont des invertébrés de l'embranchement des arthropodes et du sous-embranchement des mandibulates. Les crustacés sont divisés en 10 classes dont la classe des décapodes. Cette classe nous intéresse plus particulièrement car elle contient les crevettes, les homards, les langoustines et les crabes.

a) Crabes

Tout d'abord, nous commencerons par le crabe qui représente une étiologie fréquente et, grâce aux travaux des canadiens sur le crabe des neiges, représente également un modèle dans la compréhension des mécanismes de l'asthme professionnel en milieu maritime. Les crabes sont des crustacés décapodes de l'infra-groupe des brachyoures. En Alaska et au Canada, où il existe une forte tradition de pêche au crabe, les espèces les plus fréquemment pêchées sont le crabe dormeur du Pacifique (Cancer magister), le crabe royal (Paralithodes camtschaticus), le crabe des neiges (Chinoecetes opilio) et le crabe tanné (Chinoecetes bairdi) qui sont ensuite transformés à proximité de la zone de pêche à bord de navires-usines, ou transportés pour être transformés à terre. C'est pourquoi, suite à l'essor et l'industrialisation de la pêche dans les années 1980, les industries de transformation du crabe se sont fortement implantées en Alaska et dans le golfe du Saint-Laurent. Le premier cas d'asthme professionnel au crabe, décrit mais non publié par le Dr David Disher, semble dater de 1965 (47). Parmi les multiples espèces de crabes pêchées, ce sont les crabes royaux, les crabes communs, les crabes des neiges et les crabes de roches qui sont reconnus comme pouvant être à l'origine d'asthme professionnel.

α) Crabes royaux (Paralithodes camtschaticus)

Les crabes royaux sont des crabes d'eau froide dont il existe 3 variétés suivant la couleur de la carapace : les rouges (Paralithodes camtschaticus), les bleus (Paralithodes platypus) et les jaunes (Lithodes aequspinus). Les rouges et jaunes se retrouvent essentiellement entre la Colombie Britannique et le Japon, ainsi qu'un peu en Norvège, et les bleus plutôt au Sud-est de l'Alaska. La pêche est limitée aux mâles et ce sont les P. camtschaticus les plus recherchés. Les captures ont connu un essor important jusqu'en 1983 puis une baisse très importante pour P. camtschaticus qui serait due à une surexploitation et au réchauffement de la mer*.

* Site pêche et océans Canada : www.dfo.mpo.ca

Les premiers cas d'asthme au crabe royal ont été publiés en 1985 par Orford et Wilson dans un article tiré de leur thèse (48). Suite à l'apparition, courant 1975, de 9 cas de gênes respiratoires chez des ouvriers de trois usines de transformation de crabes royaux de l'état de Washington, ils décidèrent d'entreprendre une étude au sein de ces trois entreprises.

Ainsi, après tirage au sort de 16 employés, ils leur ont réalisé des tests immunologiques et une étude de la fonction respiratoire avec test de réversibilité. Les résultats ont été comparés à ceux d'un groupe contrôle de 15 salariés d'une usine de transformation de poisson non exposés au crabe. Les travailleurs exposés au crabe avaient une dyspnée sifflante significativement plus fréquente que les sujets contrôles. De plus, 60% des employés des usines de crabe avaient une réaction cutanée immédiate positive à au moins un antigène de crabe et des précipitines sériques élevées. Aucune positivité pour les tests cutanés au crabe et le dosage des précipitines sériques n'était retrouvée dans le groupe contrôle. Il a été conclu à une prévalence d'asthme professionnel au crabe royal de 9% au sein de cette population. Ces cas représentent les premiers cas d'asthmes au crabe prouvés publiés.

Ensuite, en 1982, le National Institute Of Safety and Health (NIOSH) a prouvé la relation entre exposition au crabe royal et dyspnée sifflante chez 46 travailleurs d'usines de transformation de crabe. Cette étude (49) a été réalisée en Alaska pendant la période de pêche et de transformation qui va de janvier à mars.

β) Crabes des neiges (Chinoecetes opilio)

Cette espèce se retrouve communément dans le nord-ouest de l'Océan Atlantique (du Groenland au golfe du Maine), le nord de l'océan Pacifique, la Mer de Béring, l'Océan Arctique ainsi que la Mer du Japon.

Dans l'Océan Atlantique, C. Opilio est la seule espèce présente alors que dans la Mer du Japon et dans l'Océan Pacifique, il existe 4 autres espèces. C. angulatus est présent en Mer de Bering et C. tanneri le long des côtes de Colombie Britannique. Le mâle est beaucoup plus gros que la femelle et peut atteindre une envergure de 90 cm.

La pêche existe au Canada depuis 1966, la zone de pêche s'étendant de la Gaspésie aux Iles de la Madeleine. En 2001, 130 pêcheurs semi-hauturiers et 30 côtiers avaient une licence de pêche. Les prises ont atteint des records en 1982 avec une totalité de 31 500 tonnes pour redescendre à 16 500 actuellement. Les crabes sont capturés dans des casiers rectangulaires, appâtés au hareng. Une fois sortis de l'eau, ils sont transportés à terre où ils sont rapidement transformés. La pêche se déroule deux mois par an et l'activité de transformation se cale sur ces périodes avec alors de longues journées de travail*.

Un article de 1985 (48) relate 17 cas d'asthmes et rhinites allergiques au Queen crab, autre nom du crabe des neiges, décrit par Edstrom et Rice en 1979. Comme nous l'avons cité, l'activité de pêche et de commercialisation de ce crabe a connu un essor important à partir de 1980 et les premiers cas d'asthme au crabe des neiges authentifiés ont été recensés dès 1981.

La première étude a été réalisée par Malo et coll. (50) la saison suivant l'apparition des premiers cas. Elle comprenait un questionnaire, des tests cutanés à partir de préparations de crabes de ces usines et des EFR.

La participation a été forte (97% des salariés) et un diagnostic d'asthme professionnel a été suspecté devant l'existence d'une symptomatologie respiratoire suggestive liée au travail pour 46 employés, soit 16% de la population étudiée.

* Site pêche et océans Canada : www.dfo.mpo.ca

Le diagnostic a ensuite été confirmé par un test de provocation bronchique spécifique pour 32 cas sur 46 et par l'étude des peak-flow pour les 13 cas restants. Les réactions au test de provocation spécifique étaient en majorité retardées (23 cas) ou doubles (9 cas).

On retrouve donc ici une prévalence très forte (16%) d'asthme professionnel au sein de cette population de travailleurs de l'industrie de transformation de crabes des neiges. Une prévalence élevée pour une symptomatologie allergique cutanée à type d'urticaire (34%) et ORL (76%) à type de rhinoconjonctivite a été notée chez les ouvriers atteints d'asthme.

Une étude très récente de 2004 (51) sur 205 salariés de 4 usines de crabes des neiges de la région du Newfoundland et du Labrador au Canada a retrouvé une prévalence d'asthme au crabe probable ou certain de 18 % sur l'ensemble des usines, avec des chiffres allant de 9 à 50 % selon les usines. La sensibilisation au crabe des neiges a également été recherchée par des tests cutanés et la méthode RAST, ils ont ainsi trouvé une prévalence de sensibilisation de 15 à 50 % selon les entreprises.

Dans une communication (52), Endelman, quant à lui, relatait l'existence d'une prévalence de symptomatologie asthma-like de 70% dans la population de travailleurs d'un navire-usine pêchant C. opilio.

Suite à la confirmation par l'étude sus-citée (50) de l'asthme au crabe des neiges, le mode de sensibilisation et les allergènes en cause ont été recherchés. Pour cela, l'équipe de Malo a analysé l'association entre asthme professionnel au crabe des neiges et résultats des réactions cutanées à un extrait de crabe des neiges (53). Sur 119 employés, des IgE spécifiques contre la chair de crabe et l'eau de cuisson ont été retrouvées en utilisant la méthode du RAST pour 97% d'entre eux.

L'analyse statistique concluait qu'il y avait une relation significative entre l'apparition d'asthme et la positivité des tests cutanés ou un taux élevé d'IgE spécifiques. De plus, l'extrait d'eau de cuisson, testé au niveau cutané et par RAST, semblait plus sensibilisant que l'extrait de chair de crabe. L'asthme au crabe des neiges serait donc une pathologie médiée par un mécanisme IgE dépendant et dont l'allergène serait une protéine de crabe présente dans l'eau de cuisson.

Mais dans l'étude d'Orford de 1975 (48), la présence de précipitines sériques chez 60% des employés des usines de crabe et l'absence de ces précipitines dans le groupe témoin suggéraient l'existence d'une possible pneumopathie d'hypersensibilité en relation avec une exposition au crabe des neiges. Par contre la présence de précipitines sériques n'avait aucune valeur prédictive positive pour l'apparition d'asthme.

De plus, 51 salariés ayant travaillé (54), lors des saisons 92 et 93, sur des bateaux-usines en Alaska et ayant quitté leur travail pour symptômes respiratoires, ont répondu à un questionnaire médical et subi des examens médicaux et paramédicaux. Les auteurs ont noté une fréquence élevée de symptomatologie systémique (anorexie 43%, fièvre 31%) et des anomalies de la diffusion alvéolo-capillaire.

L'absence de corrélation entre les taux d'anticorps spécifiques contre le sang de crabe et la variation des EFR ou les modifications de la radiographie pulmonaire, l'absence de modification du lavage bronchoalvéolaire pour le rapport T4/T8 et pour la concentration en éosinophiles étaient en faveur d'un mécanisme d'hypersensibilité à l'origine des troubles respiratoires. Mais devant l'existence d'un infiltrat d'éosinophiles dans la paroi bronchique chez 3 sujets atteints d'asthme professionnel prouvé, et son absence chez 5 salariés exposés non asthmatiques, d'une corrélation significative entre exposition respiratoire antérieure au crabe et positivité des RAST au sang de crabe et dynoflagellé, et d'un taux d'éosinophiles et d'IgE sanguines élevées, il a été conclu à une immunisation médiée par les IgE.

La sensibilisation se ferait par aérolisation d'un allergène thermostable lors de procédés de transformation des crabes. Dans cette étude, les salariés au poste de découpe représentent 70% des cas alors qu'ils ne représentent que 25% de la population totale des employés du bateau. Pour les auteurs, l'allergène serait contenu dans le sang des crabes, ce qui expliquerait le fait que les décortiqueurs soient plus à risque. De plus, le sang des crabes des neiges peut contenir un dynoflagellé et c'est cette bactérie qui serait à l'origine des symptômes évocateurs de pneumopathie d'hypersensibilité. Il y aurait donc deux mécanismes concomitants mais différents et dont le prépondérant serait l'immunisation médiée par les IgE.

Au vu de ces différentes études, le mécanisme d'immunisation paraît clairement être médié par les IgE, mais alors, comment se fait l'exposition à l'allergène ?

L'étude de Malo en 1986 (53) et celle d'Ortega (55) sont en faveur d'une exposition à l'allergène au travers d'aérosols humides contenant la protéine allergisante lors du processus de cuisson et de décorticage.

Pour confirmer ces hypothèses, des prélèvements atmosphériques ont été réalisés sur les lieux de travail. Dans le process de transformation, les crabes sont d'abord séparés en corps, pinces et pattes puis cuits et refroidis.

Après leur sortie du bain de refroidissement, ils sont lavés puis congelés. Dans ces premiers prélèvements, Malo (56) retrouvait des concentrations élevées (1.657 µg d'allergène sur un filtre de prélèvement de deux heures) au poste de cuisson mais pas aux autres postes.

D'autres prélèvements atmosphériques et individuels dans le même type d'usine (57) démontraient une exposition plus importante pour les décortiqueurs et à la sortie du bassin de refroidissement.

Dans une entreprise (58) américaine de l'état de Washington employant 40 personnes, 6 cas d'asthme professionnel ont été diagnostiqués entre mai 89 et octobre 90, les concentrations atmosphériques en particules les plus élevées étaient celles des postes de décorticage, ces valeurs restaient en deçà des valeurs légales américaines.

Une autre étude (59) très intéressante a été réalisée sur 5 navires-usines. Sur ces 5 bateaux, ils ont réalisé des prélèvements atmosphériques à différents postes et sélectionné 25 travailleurs, répartis sur les 5 navires, auxquels un questionnaire spécifique a été soumis. Tout d'abord, il a été retrouvé des concentrations en allergène de crabes importantes et ce essentiellement aux postes de décorticage-dépeçage et séparation corps-pattes-pinces (7443ng/m3), séparation seule des corps-pattes-pinces (1915ng/m3), décorticage seul (1369ng/m3). Ces chiffres sont supérieurs à ceux retrouvés dans des usines à terre (54) : dépeçage (5061ng/m3), et 604 ng/m3 au maximum dans les autres postes. La grandeur de ces valeurs serait due à une ventilation insuffisante rendant l'atmosphère confinée sur les bateaux.

De plus, les machines automatisées et closes pour le décorticage et dépeçage sont moins fréquentes et dans le plus petit des bateaux, où les concentrations étaient les plus élevées, la table de décortiquage se trouvait à hauteur de l'abdomen et non des hanches comme à terre ou sur les autres bateaux. La prévalence, chez ces employés de navires-usines, d'une symptomatologie bronchique pendant la saison est de 35% et de 16% pour la symptomatologie asthma-like.

Dans la récente étude de Cartier (51) sur 4 usines de transformation de crabes, la prévalence d'asthme est en rapport avec la ventilation au sein des ateliers. En effet, les prévalences les plus importantes (50% et 26%) sont retrouvées dans les usines les plus anciennes où les systèmes de ventilation sont peu performants. Ceci renforce le rôle de la concentration atmosphérique en allergène comme facteur de risque d'apparition d'asthme professionnel.

Pour encore mieux comprendre le mécanisme de l'asthme au crabe des neiges et son retentissement à long terme, une cohorte de 31 salariés atteints d'un asthme au crabe des neiges authentifié et nécessitant un traitement médicamenteux, a été suivie sur 5 ans après l'arrêt de l'exposition (60).

Au niveau spirométrique, on note une amélioration uniquement au cours de la première année puis un plateau, le VEMS redevient normal au cours du suivi pour 77% des sujets. Quant à l'hyperréactivité bronchique non spécifique, recherchée au travers du test à la métacholine et jugée par la PD20, le plateau n'apparaît qu'après 2 ans voire même 5 ans pour deux sujets. Ceci renforce le fait que l'hyperréactivité bronchique soit plus sensible dans le suivi au long cours des asthmes professionnels. Pour les taux d'IgE spécifiques dirigées contre la chair de crabe et l'eau de cuisson, le plateau est décalé car pour la moitié des sujets la demi-vie des IgE est de 20 mois. En effet, pour 29% des sujets, le taux d'IgE reste élevé à 2 ans et pour 16% à 5 ans.

Après 5 ans d'éviction, une médication à visée respiratoire était encore prescrite pour 10 personnes. Huit prenaient de manière régulière mais non quotidienne des β2 mimétiques inhalés seuls, et deux de la théophilline en plus des β2 mimétiques. Certains sujets présentent des crises d'asthme lors d'effort ou d'exposition à des irritants. Cette étude longitudinale est une des rares études sur le suivi des asthmes professionnels. Elle permet d'identifier les meilleurs paramètres pour le suivi de ces patients et elle montre la persistance d'une sensibilisation à l'allergène malgré son éviction.

Une autre étude longitudinale a été menée entre 2001 et 2004 (61). La particularité de cette étude est qu'elle a porté sur des salariés canadiens employés dans une usine de crabes des neiges durant cette période. Sur les 158 salariés interrogés au début de l'étude, les femmes présentaient significativement plus de symptômes, à type de dyspnée et toux liées au travail des crabes, que les hommes.

Sur les 3 ans, 215 employés ont été suivis (187 régulièrement employés dans l'usine et 28 anciennement employés) avec une prédominance significative de diagnostic probable ou certain d'asthme professionnel et de sensibilisation au crabe des neiges chez les femmes. Dans cette population, il y a une prédominance féminine non négligeable (58%). Ce qui est surprenant c'est que, dans les usines mal ventilées, ce sont les zones dans lesquelles sont les postes à prédominance masculine que les plus fortes concentrations en allergènes de crabes ont été détectées.

Un calcul de l'exposition cumulée pour les salariés a été réalisé en multipliant le taux d'allergène par la durée de l'exposition. Ceci a permis de retrouver une prévalence de diagnostic d'asthme significativement supérieur dans le groupe de haute exposition. Les femmes ont une ancienneté au poste plus importante que les hommes (5 contre 3.5 ans).

Des interrogatoires plus ciblés ont été menés chez 27 salariés (24 femmes et 3 hommes) ayant un diagnostic d'asthme certain ou hautement probable. Ils ont permis de détecter un impact important de la pathologie sur la qualité de vie de ces salariés et une volonté des salariés d'en diminuer l'impact économique en restant le plus longtemps possible à leur poste. Il faut savoir que les travaux saisonniers dans les usines de transformation de crabes des neiges sont bien rémunérés pour une population ayant souvent peu de formation.

Comme nous venons de le voir, le crabe des neiges est une étiologie d'asthme professionnel qui a été bien étudiée. Il en ressort qu'il s'agit d'un asthme avec délai de latence dû à une immunisation à une protéine thermostable de crabe, qui, à l'heure actuelle, n'est pas isolée, et médiée par les IgE. La sensibilisation à cette protéine se fait de toute évidence par voie respiratoire. L'exposition à l'allergène se fait au travers d'aérosols humides contenant la protéine et produits au cours du décorticage et dépeçage des animaux ou dans les fumées de cuisson. C'est pourquoi les postes les plus à risque sont le décorticage, le dépeçage et la cuisson, avec une augmentation du risque par élévation des concentrations atmosphériques en allergène à bord des navires-usines. La prévalence de cette pathologie chez les sujets exposés et les cinétiques d'amélioration des différents paramètres cliniques et paracliniques, montre le fort intérêt qu'il faut porter à la prévention collective au sein de ces entreprises.

γ) crabe commun (Cancer irroratus)

Espèce de crabe dont la commercialisation a fortement augmenté au cours de la dernière décennie et que l'on retrouve essentiellement le long de la côte Est de l'Amérique du Nord allant du Labrador jusqu'en Caroline du Sud. C'est essentiellement au Canada qu'il est pêché. En 1998, année où la pêche a vraiment débuté, plus d'un million de livres de crabes communs ont été pêchés dans les eaux des Iles de la Madeleine. Mais, en 1990 elle a fortement chuté faute d'acheteurs. Elle a repris en 1995 mais la source semble s'épuiser rapidement et pour éviter une surexploitation, la pêche n'est ouverte que 10 à 12 semaines par an*.

* Site pêche et océans Canada : www.dfo.mpo.ca

La seule étude relatant des cas d'asthmes au crabe commun a été publiée en 1999 par Cartier et coll (62). Sur 29 travailleurs exposés au crabe commun et adressés à une consultation spécialisée pour suspicion d'asthme professionnel, on retrouvait 25% de réaction positive au prick-test et 34% ayant une hyperréactivité bronchique non spécifique. Quatorze sujets ont bénéficié d'un test de provocation bronchique spécifique qui s'est révélé positif pour deux sujets, négatif pour 6 sujets. Pour les 6 autres personnes, des troubles respiratoires à type de syndrome d'hyperventilation ou d'irritation des voies respiratoires supérieures, sans modification spirométrique, et identiques à la symptomatologie ressentie sur les lieux de travail, ont été notés.

Il conclut que le personnel travaillant dans les usines de transformation de crabe de roche est une population à risque pour le développement d'un asthme professionnel, mais que cette exposition est surtout associée à une forte prévalence de syndromes asthma-like sans asthme véritable. Le rôle étiologique du crabe commun dans la genèse d'asthme professionnel est donc suspecté mais reste à prouver.

b) Les homards

Le homard est un décapode du sous-ordre Astacidea. Les deux espèces de homard sont le homard américain (Homarus americanus) que l'on retrouve le long des côtes atlantiques d'Amérique du Nord et le homard commun (Homarus vulgaris) que l'on retrouve le long de nos côtes. Le homard breton, connu pour la saveur de sa chair, se reconnaît à sa carapace bleutée. Il se pêche de mai à septembre. De même, la saison canadienne de pêche du homard américain débute le premier mai et s'étend jusqu'en juillet.

Dans cette zone de pêche, on note une nette diminution des prises depuis les années records de la fin des années 1980.

L'asthme au homard a essentiellement été décrit chez des cuisiniers travaillant à la cuisson de ces crustacés.

Le cas dont nous avons relaté, en deuxième partie de cette thèse, l'histoire clinique et la démarche diagnostique, était en faveur d'un asthme aux fumets de homard (63).

Le premier cas de la littérature (64) est un jeune cuisinier de 25 ans, à son poste depuis 4 ans, qui présentait une dyspnée avec sibilants et toux, immédiatement après manipulation de homard. Ce patient, sans antécédent d'asthme, présentait depuis 7 ans une allergie alimentaire aux fruits de mer (homards et crevettes), sans allergie aux mollusques. La symptomatologie respiratoire exprimée sur le lieu de travail s'associait à des réveils nocturnes et disparaissait après 10 jours de congés. Elle réapparaissait progressivement lors de la reprise de l'activité professionnelle. A l'EFR, on notait une obstruction réversible. Les prick-tests étaient très fortement positifs (15mm) pour un mélange standard de fruits de mer, fortement positifs pour le homard (>10mm) et positif (>10mm) pour les palourdes, huîtres et haddock, plus faiblement positif (6 à 8mm) pour les encornets.

Après changement de poste et traitement médicamenteux comprenant des β2 mimétiques et des corticoïdes inhalés, son état s'est très rapidement amélioré.

Après stabilisation clinique et arrêt du traitement, un test de provocation bronchique spécifique a été réalisé.

Lors de l'exposition en cabine à l'extrait de homard, le VEMS a chuté de 22% 10 minutes après le début de l'exposition et ce, sans réponse retardée associée. L'hyperréactivité bronchique non spécifique à l'histamine reste inchangée avant, tout comme six heures et six jours après le test spécifique.

L'association d'une symptomatologie respiratoire suggestive d'un asthme et la forte relation avec le travail fait suspecter un asthme professionnel. La positivité des tests cutanés et du test de provocation bronchique spécifique aux extraits de homard est en faveur d'un allergène provenant du homard et présent dans les vapeurs de cuisson.

Un autre cas (65) a été décrit chez une poissonnière de 34 ans, non fumeuse et sans antécédent d'asthme. Après deux années à son poste, elle a commencé par présenter des signes cutanés à type d'urticaire lors de la manipulation de homards et de crevettes. Puis, six mois plus tard une symptomatologie respiratoire associant toux et sifflements est apparue lorsqu'elle cuisait des homards ou manipulait des crevettes crues. Les symptômes disparaissaient lors des périodes de congé et ne sont jamais réapparus lorsqu'elle a définitivement quitté son poste.

Les prick-tests ont montré une réaction positive immédiate pour le homard, les crevettes et les crabes mais négative pour les allergènes communs, moules, huîtres et palourdes. Les IgE totaux étaient dosées à 179 kU/l pour une normale <30.

Deux tests de provocation bronchique spécifiques ont été réalisés, un avec des extraits de homard et l'autre avec des extraits de crevettes. Pour l'exposition au homard, le test a objectivé une chute de 23% du VEMS après 18 minutes d'exposition et pour l'exposition aux crevettes, une chute de 26% du VEMS après 60 minutes d'exposition.

La recherche d'IgE spécifique par RAST a permis de détecter une réactivité importante pour les crevettes et le homard et moindre pour les crabes.

Il s'agit donc bien d'un cas d'asthme professionnel dont l'agent étiologique est probablement le homard avec une sensibilisation croisée aux crevettes. Ceci peut s'expliquer par le fait qu'un des allergènes reconnus dans les allergies aux crevettes soit une tropomyosine (66) que l'on retrouve également dans la chair d'une espèce de langouste Panulirus simpsoni et le homard américain (Homarus americanus). Chez cette poissonnière, nous ne connaissons pas l'espèce de homard en cause, mais la réaction croisée reste très probable d'autant plus qu'il s'agit d'un cas Nord-Américain où l'espèce Homarus americanus est très répandue.

Malgré le peu d'études épidémiologiques et à la vue de ces 3 cas, nous pouvons tout de même conclure à l'existence d'un véritable asthme professionnel au homard. Comme pour les crabes, il s'agit d'une sensibilisation médiée par les IgE à une protéine de haut poids moléculaire d'origine musculaire. Dans les cas publiés, l'exposition à l'allergène se fait uniquement par la fumée de cuisson, mais une exposition lors du découpage des pinces et de la queue ou du nettoyage des corps est très probable. Aucun prélèvement atmosphérique n'ayant été publié pour les postes de travail sur homard frais, il est difficile de conclure sur l'absence de cas à ces postes.

En définitive, ce sont les postes de cuisson de homard qui sont définis comme postes à risque.

c) Les langoustines (Nephrops norvegicus)

Tout comme le homard, la langoustine est un arthropode de la classe des crustacés et du sous-ordre Astacidea. Elle vit sur des fonds vaso-sableux dans lesquels elle creuse des terriers d'où elle ne sort que pour se nourrir. La langoustine est retrouvée en Atlantique Nord-Est, de l'Islande au Portugal, en mer du Nord et en Méditerranée. En Europe, les deux grandes zones de pêche sont le golfe de Gascogne sur « la grande vasière » des alluvions de la Loire et en Atlantique Nord. Son goût et sa texture en ont fait un des fruits de mer les plus recherchés en Europe. En France, la grande majorité des langoustines est pêchée par les chalutiers des ports bigoudens, de Lesconil à Penmarc'h en passant par le Guilvinec.

Les langoustines sont commercialisées fraîches ou plus rarement après conditionnement industriel. Au Royaume-Uni, les langoustines pêchées sont le plus souvent vendues après transformation.

C'est ainsi qu'au Royaume-Uni, des usines de congélation et des conserveries de langoustines sont présentes le long des côtes écossaises et irlandaises essentiellement.

Pour limiter la surexploitation, des chaluts à mailles sélectives sont à l'essai pour la zone du golfe de Gascogne.

En 1977 (67), dans une usine écossaise de transformation de langoustines (Nephrops norvegicus), la méthode de décorticage des animaux, qui était auparavant manuelle, a été modifiée pour être réalisée à l'aide d'un jet d'air comprimé. Six semaines après cette modification, sont apparus les premiers cas de troubles respiratoires chez les employés. L'usine comprenait 123 salariés dont 50 affectés au décorticage. Sur les cinquante salariés questionnés, 18 présentaient une symptomatologie respiratoire. Dans ces 18 sujets, 15 travaillaient au décorticage et un autre à moins d'un mètre des postes de décorticage. Ce groupe était formé de 17 femmes et du contremaître de l'atelier de décorticage. Il est à noter que 20 salariés avaient récemment quitté leur poste pour des troubles respiratoires invalidants similaires à ceux des salariés encore en poste.

Cette symptomatologie respiratoire comprenait des sibilants, une toux productive et une dyspnée, elle apparaissait 30 minutes à 6 heures après la prise de poste et disparaissait pendant les congés et les week-ends.

Une obstruction bronchique, jugée sur une valeur de VEMS < 75% de la théorique, est retrouvée pour les 12 sujets ayant eu des EFR au moment où ils étaient symptomatiques. Par contre, les EFR n'objectivent aucune obstruction lorsqu'ils sont réalisés après rémission des symptômes respiratoires. La DLCO a, de même, été testée chez 8 sujets symptomatiques avec objectivation de troubles significatifs de la diffusion alvéolo-capillaire pour 7 d'entre eux. La radiographie pulmonaire était normale pour ces 8 sujets.

Un test de provocation bronchique spécifique a été réalisé chez deux volontaires du groupe des employés symptomatiques. Pour le premier, on note une réaction immédiate avec dyspnée sifflante, toux et ronchi bilatéraux et chute de plus de 20%, dans les 3 minutes suivant le début de l'exposition, du VEMS. Les signes cliniques et le VEMS se normalisent dans les deux heures suivantes. Le deuxième volontaire a présenté une réaction double avec dyspnée et chute du VEMS de plus de 20% après cinq minutes d'exposition et rechute clinique deux heures plus tard avec une toux sèche, une fièvre et des myalgies, une nouvelle baisse significative du VEMS s'y associait.

Les tests cutanés réalisés chez les 18 sujets symptomatiques ont permis de mettre en évidence une réponse positive à un extrait de langoustines chez 7 sujets (soit 38%) contre 18.7 % pour des salariés asymptomatiques.

Les IgE sanguines totales sont augmentées pour 50% des sujets de l'étude (9 cas) et des IgE spécifiques dirigées contre les langoustines ont été retrouvées dans les prélèvements sanguins de 7 d'entre eux (78%). Ce qui est remarquable, c'est que ces 7 ouvriers sont ceux qui présentent une réaction positive aux tests cutanés. Maintenant si l'on compare aux 32 salariés asymptomatiques, 34% ont des IgE sanguines totales élevées et seulement un employé (3%) a des IgE spécifiques dirigées contre les langoustines.

Les prélèvements d'atmosphère au sein de l'entreprise ont permis de mettre en évidence une concentration en particules élevée, allant de 1.8 à 3.3 mg/m3. Après modification du procédé de décorticage et utilisation de jets d'eau en remplacement des jets d'air, les concentrations en allergène sont tombées de 1.8-3.3 à 0.1- 0.3 mg/m3 avec disparition de la symptomatologie chez tous les travailleurs. On notait uniquement une dyspnée intermittente au travail pour 3 salariés atopiques.

La forte prévalence de symptomatologies asthmatiques au sein de la population de cette usine et plus particulièrement dans l'atelier de décorticage, ainsi que la relation flagrante entre l'apparition des symptômes et le travail, met en exergue une pathologie respiratoire liée à l'exposition aux allergènes de langoustines contenus dans un aérosol créé par la technique de travail.

La positivité des réactions cutanées, la présence de taux d'IgE spécifiques élevés et la positivité des réactions de provocation bronchique spécifique sont en faveur d'une immunisation médiée par les IgE. La réaction retardée et la présence de crépitants lors du deuxième test de provocation bronchique spécifique pose la question d'une réaction d'hypersensibilité type III.

Ce qui est probable, c'est l'association de ces deux types de réactions.

Une étude (68) plus spécifiquement immunologique a été menée au sein du même type de population, c'est-à-dire des employés d'une usine écossaise de transformation de langoustines. Sur les 26 salariés, 15 (soit

57%) se plaignaient de troubles respiratoires en relation avec le travail, et pour ces 15 sujets, le dosage d'IgE spécifiques dirigées contre des protéines de langoustine était élevé.

La présence d'IgE spécifiques était significativement associée avec l'atopie et le tabagisme. De même, la grandeur du taux d'IgE spécifiques était significativement corrélée avec la durée d'exposition et la durée de l'histoire clinique.

En comparaison à un groupe témoin, il était possible de classer 77% des sujets en symptomatiques et asymptomatiques, uniquement sur leur profil sérologique (IgE totales, IgE spécifiques contre les langoustines et nicotinémie).

Au vu des résultats, une de leurs conclusions est que le tabagisme serait le facteur prédisposant le plus important dans le type de réponse immunitaire mis en jeu lors de l'exposition aux allergènes de langoustine. Les fumeurs sécrètent majoritairement des IgG et les non-fumeurs des IgE, mais cela reste à confirmer.

En conclusion, après analyse de ces deux études épidémiologiques, l'existence d'un asthme professionnel ne fait guère de doute. Nous retrouvons les mêmes mécanismes que pour les autres crustacés sus-cités (crabes et homards) avec une sensibilisation par voie respiratoire, sensibilisation apparaissant au-dessus d'une certaine concentration en allergènes dans l'atmosphère de travail. L'atopie et le tabagisme semblent être deux facteurs de risque importants à prendre en compte dans l'apparition d'asthme aux langoustines.

Récemment, une méthode de mesure d'une protéine de langoustine a été décrite (69). Elle permettrait de connaître le taux d'exposition aux allergènes spécifiques des langoustines dans l'atmosphère de travail et ainsi suivre l'efficacité des moyens de prévention mis en place.

A ma connaissance, il n'existe aucune étude ou cas d'asthme aux langoustines chez des pêcheurs qui aient été publiés. Il est vrai que les pêcheurs manipulent ces crustacés mais ne les décortiquent pas, la concentration en allergènes de langoustines auxquels ils sont exposés à ces postes, doit être insuffisante pour entraîner une sensibilisation. Par contre, un point à soulever est celui des bisulfites utilisés pour la conservation de ces crustacés, substance connue et reconnue comme pouvant être en cause dans l'apparition d'asthme professionnel.

d) les crevettes

Les crevettes qui font partie de l'ordre des décapodes au sein de la classe des crustacés sont divisées en quatre sous-ordres : Dendrobranchiata (Penaeus aztecus), Pleocyemata, Stenopididae (Stenopus), Caridea (crevettes grises et crevettes roses).

Au cours de ces dernières années, le comportement alimentaire des populations mondiales et plus particulièrement des pays développés a fortement évolué, avec une augmentation importante de la consommation de crustacés dont les crevettes. Selon le rapport du FAO de 2002, les crevettes restent le produit le plus demandé en valeur, elles représentent 19 % de la valeur totale des produits de pêche échangés et 62 % des crustacés commercialisés.

La proportion de l'aquaculture a fortement augmenté depuis 2000 avec une production mondiale annuelle de 1 804 932 tonnes en 2003. Le premier importateur reste les Etats-Unis devant le Japon. Ce décapode comestible vit aussi bien en eau peu profonde que profonde et un peu partout dans le monde. La plus grosse de toutes les crevettes est appelée « bouquet » et vit dans l'Océan Pacifique*.

Des cas de plus en plus fréquents d'asthme aux crevettes sont apparus dans l'industrie crevettière destinée à la consommation humaine, dans l'aquaculture et la préparation de nourriture pour poissons où l'utilisation de crevettes a énormément crû. Les crevettes, comme étiologie à l'origine d'allergies alimentaires, sont déjà bien connues (66). Deux allergènes ont été isolés : un mineur, thermolabile et présent dans la crevette crue et un majeur, thermostable, présent à la fois dans la crevette crue et cuite. L'allergène spécifique à l'origine de l'immunisation et contre lequel est dirigé 85% des IgE spécifiques a été isolé pour des espèces comme

Penaeus Indicus ou crevette blanche, P. Aztecus ou crevette brune présente dans le golfe du Mexique, et Metapenaeus ensis. Il s'agit d'une tropomyosine, protéine musculaire de haut poids moléculaire.

Une des études (70) les plus importantes a été réalisée après la confirmation, à l'aide d'un test de provocation spécifique, d'un asthme professionnel à la palourde et aux crevettes, dans une entreprise de fabrication de poudre de crevettes et de palourdes. 56 (93%) des 60 salariés ont participé à cette étude qui s'est déroulée en trois parties : réponse à un questionnaire et test cutané, spirométrie avec test de réversibilité pour les sujets ayant réagi aux tests cutanés, et enfin consultation spécialisée pour certains sujets. Il s'agit des employés ayant une réaction cutanée à la palourde, aux crevettes ou les deux et :

- soit un antécédent de rhinoconjonctivite
- soit des crises d'asthme pendant la période de production
- soit une hyperréactivité bronchique non spécifique.

La réalisation d'un test de provocation bronchique spécifique est décidée par le spécialiste lors de la consultation finale.

Ainsi, 26% des sujets présentaient au moins deux signes cliniques d'asthme, 12% décrivaient une rhinoconjonctivite et 7% un asthme lors d'exposition aux crevettes ou palourdes.

Les résultats des tests cutanés et de la recherche d'IgE spécifiques sont donnés dans le tableau 3.

* Annuaire des statistiques des pêches du FAO : www.fao.org

Tableau 3 - Résultats des tests immunologiques chez les salariés en fonction de l'espèce recherchée.

	Tests cutanés Nbre de + (%)	IgE spécifiques augmentées	Tests cutanés + et IgE spé augmentées
Palourdes	4 (7%)	4 (7%)	3 (5%)
Crevettes	9 (16%)	8 (14%)	5 (9%)

Il faut également noter que parmi les 9 salariés sensibilisés aux crevettes, 8 sont atopiques.

En plus du premier cas d'asthme avéré, 5 sujets ont eu une consultation spécialisée. Sur les 5, deux ont subi un test de provocation spécifique. Les tests ont permis de diagnostiquer un cas d'asthme professionnel à la palourde, sans réaction lors de l'exposition aux extraits de crevettes.

Dans cette population exposée, l'étude a permis de retrouver une prévalence de sensibilisation aux crevettes, médiée par les IgE de 14-16 % et une prévalence de 5% d'asthme professionnel à la crevette. La sensibilisation est plus importante pour les crevettes que pour les palourdes et ceci peut s'expliquer par le fait que les allergènes de crevettes soient aérolisés plus rapidement et soient plus immunogènes.

Un autre cas, que nous avons déjà cité, d'asthme à la crevette dans l'industrie alimentaire humaine a été décrit (34) chez une poissonnière de 34 ans et confirmé par test de provocation bronchique spécifique. La sensibilisation à la crevette était également associée avec le homard.

L'autre grand pourvoyeur d'exposition respiratoire aux allergènes de crevettes est représenté par la manipulation de poudres de crevettes destinées à la nourriture des poissons.

Ainsi, en Italie où l'aquaculture est en pleine expansion, un cas d'asthme professionnel à Artemia salina a été décrit dans les années 1980 (71). Artemia salina est un petit arthropode vivant à l'état naturel dans les marais salants et plus particulièrement aux Etats-Unis et beaucoup utilisé en pisciculture et aquariophilie comme base de préparation alimentaire pour poissons. Le technicien d'un laboratoire de biologie marine atteint travaillait à la préparation de chair de crevettes pour des expériences en aquaculture. Après 7 ans d'une symptomatologie à type de rhinoconjonctivite, sont apparus des signes d'asthme. Une sensibilisation à la chair d'Artemia salina a été démontrée au travers de prick-test et d'une augmentation des IgE spécifiques contre Artemia salina et contre une préparation commerciale de crevettes. L'asthme professionnel a, quant à lui, été confirmé par un test de provocation bronchique spécifique. Une chute de 50% du VEMS a été notée 20 minutes après le début de l'exposition à une poudre de chair d'Artemia salina avec rechute 3 heures plus tard. L'asthme professionnel à Artemia salina semble pour eux lié à l'exposition à un allergène de l'exosquelette des crevettes. Comme pour la plupart des espèces de crevettes, il s'agit très probablement d'une tropomyosine.

Un autre cas d'asthme professionnel à un allergène de crevette contenu dans une préparation de nourriture pour poissons a été décrit par Baur (72). Huit semaines après ses débuts, un salarié d'une usine de fabrication de ces produits pour poisson d'aquarium a présenté des épisodes de dyspnée accompagnée de sibilants et de douleur thoracique. Ces épisodes étaient fortement liés au travail. Les prick-tests pour la crevette Gammarus, utilisée dans cette usine, ont montré une sensibilisation importante du sujet. L'asthme a été confirmé par l'existence d'une hyperréactivité bronchique non spécifique, et son origine par la positivité du test de provocation bronchique spécifique. Les crevettes Gammarus sont des crevettes vivant exclusivement en eau douce donc leur évocation est à la limite de notre sujet. Mais faisant partie du même ordre que les crevettes de mer, et avec un mode de sensibilisation identique, nous pensions qu'il était utile de le citer.

Une fois de plus, l'asthme professionnel à ce crustacé qu'est la crevette est lié à une immunisation par voie respiratoire et médiée par les IgE. Par contre, ce qui est notable, c'est que l'exposition respiratoire se fasse au travers d'aérosols secs, et non humides comme pour les autres crustacés, lorsque la crevette est réduite en poudre. C'est aussi un très bel exemple de sensibilisation croisée ; des cas d'asthme aux crevettes et homard (65), aux crevettes et palourdes (69) et aux crevettes et coquilles Saint-Jacques (73) ont ainsi été décrits. Comme nous l'avons déjà indiqué, ces réactions croisées sont dues à la présence, dans bon nombre d'exosquelettes de crustacés, d'une protéine musculaire particulièrement immunogène.

2°) Les mollusques

L'embranchement des mollusques comprend des métazoaires à symétrie bilatérale et à corps mou et non segmenté. Cet embranchement est divisé en 7 classes dont les céphalopodes et bivalves que nous allons évoquer.

a) les bivalves

α) les moules

Ce bivalve de l'ordre des Anisomyaria se retrouve dans les eaux douces et salées un peu partout dans le monde. En Europe, Mytilus edulis est élevée en Atlantique depuis le 13ème siècle, en Méditérannée c'est Mytilus galleopovincialis qui abonde. La mytiliculture s'est beaucoup développée dans les années 1970*. En France, en 2003, 68697 tonnes de moules on été produites, ce chiffre est stable sur les 10 dernières années. Dans le monde, la production de moules a atteint 1 589 464 tonnes en 2003 ¤.

Les moules ne sont plus uniquement cultivées pour la consommation humaine. En effet, des substances aux vertus thérapeutiques ont été découvertes dans la variété appelé moules à lèvres vertes.

Cette variété de moules a la particularité de contenir de grandes concentrations de chondroïtine et de glycosaminoglycans dans sa chair. Ainsi, administrée sous forme de poudre, elle permet de maintenir et de reconstituer le tissu conjonctif des cartilages, tendons et ligaments. Elle a également des propriétés anti-inflammatoires dues aux acides gras essentiels et antioxydants naturels contenues dans sa chair (74).

Le lyprinol, extrait lipidique stabilisé de moules à lèvres vertes, est utilisé comme traitement anti-inflammatoire en rhumatologie, et des études sur son effet préventif sur les maladies articulaires de dégénérescence sont en cours. Ces propriétés préventives seraient liées aux concentrations importantes d'acides gras oméga 3 dans la chair de cette variété de moules. Une étude randomisée en double aveugle a été réalisée sur des patients asthmatiques russes, il en ressortait que les patients traités par le lyprinol avaient une baisse significative de la sensation de dyspnée et une augmentation des valeurs du Peak-flow (75). Ce qui est surprenant, c'est que l'étude que nous allons décrire ultérieurement a été réalisée chez des employés Néo-Zélandais d'une usine de transformation de moules à lèvres vertes. * Annuaire des statistiques des pêches du FAO : www.fao.org

¤ www.ifremer/aquaculture.fr

La seule véritable étude (76) ayant recherché une symptomatologie respiratoire en relation avec une exposition professionnelle aux moules a donc été menée en Nouvelle-Zélande sur 224 personnes réparties dans 9 usines différentes et travaillant à l'ouverture des moules après cuisson. Il s'agissait de moules à lèvres vertes (Perna cannaliculus), espèce très répandue et beaucoup cultivée par les conchyliculteurs Néo-Zélandais.

L'analyse des questionnaires pour les 223 répondants retrouvait une prévalence de 32.3% d'au moins un symptôme respiratoire en relation avec le travail et 16.5% d'asthme en relation avec le travail. Les facteurs de risque semblaient être le sexe féminin et l'ancienneté au poste (> 7 ans). Une obstruction bronchique (VEMS < 75% de la théorique) n'est notée que chez 43 sujets.

Pour confirmer la relation entre la symptomatologie et le travail, une mesure du Peak-flow (PF) avant le travail et une et 7 heures après la prise de poste a été faite pour 19 ouvriers d'une même usine. On notait une variation du PF en rapport avec le travail pour 47% des ouvriers, mais cette variation était faible et non significative.

Mais même si la relation entre troubles respiratoires et exposition professionnelle semble présente et qu'il existe une corrélation entre ancienneté au poste et apparition de signes pulmonaires, la réalité d'un véritable asthme professionnel aux moules n'est pas certaine dans cette étude. En effet, aucun test cutané à la recherche d'une sensibilisation à des extraits de moule n'a été entrepris, il n'y a pas de relation entre l'existence de symptômes respiratoires et les variations du flux d'air du site professionnel. Les variations du débit expiratoire de pointe mesuré au cours d'une journée de travail ne sont pas significatives.

De plus, n'existant aucune autre étude ou cas décrit dans la littérature, nous ne pouvons certifier l'existence d'un véritable asthme professionnel aux fumets de moules. Même si elle est unique, l'existence de l'étude russe sur les effets bénéfiques du lyprinol chez des asthmatiques nous rend encore plus sceptique sur la réalité de cet asthme professionnel.

β) les palourdes

Pour ce bivalve, la grande majorité de la production provient de la culture de deux espèces : la palourde dite européenne (Ruditapes decussatus) et plus récemment la palourde dite japonaise (Ruditapes philippinarum). La production mondiale de palourdes par élevage a été de 3 788 296 tonnes en 2003 et les principaux pays producteurs sont le Japon et Manille. Les palourdes y sont congelées entières puis exportées dans le monde entier*. La pêche n'apporte qu'une maigre part aux palourdes commercialisées. Les palourdes sont consommées fraîches ou après cuisson ou réduites en poudre pour la fabrication de sauces et la consommation animale. Les palourdes pouvant être contaminées par des phytotoxines et devenir impropres à la consommation, le suivi sanitaire de la pêche et de l'aquaculture est très important.

Dans l'étude de Desjardins (69), que nous avons déjà citée dans le paragraphe sur les crevettes, un cas d'asthme professionnel à la palourde seule et un cas d'asthme professionnel à la palourde et aux crevettes avaient été découverts. Au sein de cette usine de fabrication de poudres de palourdes et de crevettes, la prévalence de la sensibilisation à la palourde des sujets exposés, et recherchée par l'intermédiaire de tests cutanés ou du dosage d'IgE spécifiques, était de 5 à 7%. Sur les 53 sujets testés, 4 avaient des prick-tests positifs pour les extraits de palourde. Ces 4 sujets étaient tous atopiques et ne présentaient pas de réaction positive pour des extraits de crabe et homard. De plus, dans la population des 53 travailleurs de l'usine, 4 avaient également des taux d'IgE spécifiques dirigées contre les palourdes élevés et parmi ces 4 sujets, 3 avaient des prick-tests positifs pour les extraits de palourde.

Il y a donc bien un allergène spécifique à la palourde qui entraîne une sensibilisation par voie respiratoire.

Ceci a été confirmé par le cas (77) d'une jeune chercheuse en cancérologie qui a présenté, après un an et demi de travail sur des extraits de foie de palourde, des épisodes récidivants de rhinite allergique. Trois mois plus tard, elle décrivait une symptomatologie associant une toux, une dyspnée et des sibilants. Cette symptomatologie apparaissait dans les 20 minutes suivant la prise de poste. Le prick-test à la poudre de foie de palourde était positif alors que les prick-tests standards étaient tous négatifs. Dans la démarche diagnostique, un test de provocation bronchique spécifique a été réalisé et il s'est avéré positif. L'association d'une symptomatologie respiratoire typique et reliée au travail, de prick-test positif, d'un test de provocation bronchique spécifique positif et de la disparition de la symptomatologie à l'arrêt de l'exposition, permet de confirmer le rôle étiologique de la palourde dans la genèse d'asthme professionnel.

L'asthme à la palourde se rapproche de l'asthme à la crevette. En effet, dans les deux cas, l'immunisation est médiée par les IgE et l'immunisation semble se faire préférentiellement au travers d'aérosols secs. L'existence d'un asthme aux crevettes et à la palourde fait suspecter l'existence d'une réaction allergique croisée entre les deux espèces.

γ) les coquilles Saint-Jacques (Pecten maximus)

Ces bivalves sont pêchés essentiellement en Manche et la densité européenne la plus importante se trouve en baie de Saint-Brieuc. Après avoir connu une apogée en 1975, la pêche à la coquille Saint-Jacques en baie de Saint-Brieuc a connu une baisse des prises jusqu'en 1990, date depuis laquelle les prises se sont stabilisées*.

Le seul cas publié d'asthme aux coquilles Saint-Jacques est celui d'une employée de restaurant de fruits de mer (72). Cette jeune femme de 22 ans a développé une urticaire linéaire des mains et des avant-bras, 3 mois après ses débuts à son poste de cuisinière. Au bout de 9 mois, sont apparus une dyspnée et des sibilants, avec en 3 mois, 3 crises d'asthme nécessitant une hospitalisation. Les symptômes survenaient au travail lorsqu'elle manipulait des crevettes ou des coquilles Saint-Jacques crues ou lorsqu'elle les cuisait. Aucune symptomatologie n'était notée pendant les repos et congés.

Une recherche d'immunisation médiée par les IgE avec tests cutanés et biologiques a été menée. Les prick-tests se sont révélés positifs pour les crevettes, les crabes, les homards et les huîtres. La recherche d'IgE spécifiques par la technique du RAST a permis de détecter un taux élevé d'IgE contre les crevettes, les crabes et les homards.
La salariée a subi deux tests de provocation bronchique spécifique, un pour les crevettes et un pour les coquilles Saint-Jacques. Ils se sont révélés positifs tous les deux, à 3 minutes pour les crevettes et à 1 minute pour les coquilles Saint-Jacques.

* Annuaire des statistiques des pêches du FAO : www.fao.org

Des études immunologiques ont également été menées. Elles ont permis de conclure que les extraits de crevettes et de coquilles Saint-Jacques crus ou les eaux de cuisson avaient le même pouvoir immunisant.

Nous sommes devant un cas prouvée d'asthme aux coquilles Saint-Jacques, asthme avec délai de latence et immunisation médiée par les IgE.

Ce qui est également notable, c'est l'existence de cette réaction croisée entre les crevettes et les coquilles Saint-Jacques. L'allergène majeur et commun aux deux produits de la mer serait une protéine de 35 à 39kD et très probablement une tropomyosine.

b) les céphalopodes

α) les seiches

La seiche fait partie de la classe des céphalopodes, de la sous-classe des coléoides (tout comme les poulpes et les calamars) et de l'ordre des décapodes. L'espèce la plus fréquemment commercialisée est Sepia officinalis. Son nom Sépia vient de l'encre noire qu'elle peut projeter en cas de danger. Elle vit proche de fonds mixtes composés de roches, sables et herbiers et rarement à plus de 20 mètres. Selon le FAO, la production de seiche devrait très fortement croître sur les 20 prochaines années ¤. Ce céphalopode est présent dans tout l'Océan Atlantique et la Manche, il est énormément pêché et débarqué dans des pays comme le Maroc.

* www.ifremer.fr
¤ Annuaire des statistiques des pêches du FAO : www.fao.org

En France, la seiche est la deuxième espèce la plus pêchée en volume. Les principaux ports de débarquement sont Granville, Les Sables d'Olonne et Lorient. Elle peut être pêchée au chalut de fond ou au casier comme en Basse-normandie et en baie de Saint-Brieuc.

Au début des années 1980, des campagnes de pêche à la seiche ont été menées par des navires polonais en Atlantique sud. A partir de ce moment, un nombre important de crises d'asthme est apparu chez les marins-pêcheurs. Sur l'ensemble des navires polonais, et pour la période allant de 1983 à 1987, 61 cas d'asthme ont été recensés (78). Ces 66 marins avaient tous un contact cutané direct avec les seiches et 8 avaient des manifestations cutanées allergiques.

L'incidence des réactions allergiques à la seiche chez ces marins a été estimée à 1% par année. Il faut également noter qu'entre 1983 et 1986, 5 marins ont été évacués d'urgence pour crise d'asthme sévère.

Un cas d'asthme lié à l'inhalation de poussière d'os de seiche a également été décrit chez une bijoutière (79). Cette jeune femme de 25 ans souffrait de crises d'asthme et d'urticaire à chaque exposition à de la poussière d'os de seiche. Cette poussière est utilisée en bijouterie pour polir les bijoux en or. La sensibilisation à la seiche a été prouvée par la positivité des prick-tests à une préparation contenant de la poudre d'os de seiche. L'authenticité de l'asthme professionnel a, quant à elle, été démontrée par un test de provocation bronchique spécifique au cours duquel une baisse significative du VEMS de 26% a été notée six heures après l'exposition.

Devant les résultats de cette enquête épidémiologique et de ce cas clinique, l'existence d'un asthme professionnel à la seiche semble fort probable. Le mécanisme en cause est probablement immunologique et le mode d'exposition respiratoire. Nous n'avons par contre aucune notion de la nature de l'allergène et des procédés à risque.

c) les gastéropodes

L'ormeau est la seule étiologie d'asthme professionnel connue pour les gastéropodes.

Il est pêché dans la Manche, au Japon, sur la côte ouest des Etats-Unis où il en existe également une production aquacole, au Chili et en Australie.

Le seul cas répertorié a été publié par Clarke en 1979 (80). Il s'agit d'un pêcheur d'ormeaux ayant développé une symptomatologie asthmatique au contact de ces gastéropodes.

Un test de provocation bronchique spécifique a été réalisé avec deux préparations à base d'extraits de viscères et de muscles d'ormeaux. L'inhalation des deux préparations a entraîné une chute du VEMS de 45% après 2 minutes pour la première préparation, et après 30 minutes pour la deuxième.

L'existence d'une sensibilisation aux ormeaux a été prouvée chez un autre sujet qui présentait une urticaire lors de la manipulation et la préparation des gastéropodes. Les prick-tests réalisés avec un extrait d'ormeaux se sont révélés fortement positifs.

Il existerait donc probablement une immunisation aux ormeaux médiée par les IgE et un possible asthme professionnel immunologique aux ormeaux. L'absence d'autres cas publiés rend cette étiologie uniquement probable.

3°) les poissons

Les poissons sont des vertébrés classés en multiples classes, ordres et sous-ordres que nous ne détaillerons pas ici mais que nous mentionnerons dans l'analyse des études.

Comme nous l'avons déjà souligné, la production mondiale de poissons stagne depuis quelques années. On note une augmentation croissante de la production aquacole et essentiellement en Chine qui est actuellement le premier pays producteur de poisson en aquaculture. En 2003, l'industrie aquacole chinoise a produit 28 892 005 tonnes de poisson, soit 68 % de la production mondiale. Le saumon représente la première espèce de poissons produits dans le monde avec un tonnage de 1 828 760 pour 2003 (FAO). Les principaux sites de production et de transformation de saumon se trouvent au Royaume-Uni et dans les pays nordiques.

Les premiers soupçons quant à une possible sensibilisation avec retentissement respiratoire aux allergènes de poisson datent du début des années 1980 en Pologne (81). En effet, une étude avait été menée chez 51 employés d'une usine de préparation de nourriture à base de poisson. Les auteurs s'étaient alors posé la question d'une réaction allergique voire toxique lors d'une exposition respiratoire à des protéines de poisson. Au terme de leur étude, ils notaient que deux ouvriers présentaient un tableau suspect d'allergie aux protéines de poissons : association d'une rhinite allergique, d'une urticaire, positivité des tests cutanés pour des extraits de poisson comme la morue, le hareng, la sole et la sardine, et augmentation des IgE totales.

L'association d'une dyspnée en relation avec le travail, de la positivité de prick-tests pour des extraits de poisson et d'un test de provocation nasale pour des antigènes de poisson, a fait discuter le diagnostic d'asthme professionnel chez un des ouvriers. Mais devant les difficultés techniques de réalisation, aucun test de provocation bronchique spécifique n'a été entrepris. A côté de ce cas précis, il notait une sensibilisation aux poissons importante dans la population des ouvriers. Elle représentait 23% des employés avec, pour la majorité des cas, une expression clinique faible.

Devant la valeur élevée de la prévalence de la sensibilisation, la présence d'un allergène de poisson est fort probable. A l'opposé, le nombre de personnes présentant une manifestation clinique cutanée ou respiratoire semble faible. Il aurait fallu connaître le nombre de salariés ayant quitté leur poste pour des problèmes respiratoires au cours des dernières années et ainsi pouvoir juger d'un possible « healthy worker effect » à l'origine de cette discordance. Comme nous l'avons vu dans différentes études, l'expression clinique d'une sensibilisation à un allergène est variable d'une personne à l'autre, un salarié peut être sensibilisé sans déclarer d'asthme ou d'urticaire professionnel. Dans cette étude, tout laisse à penser que les salariés fortement sensibilisés ont pu se retrouver dans l'obligation de quitter leur travail et que les salariés inclus sont ceux qui ont une expression clinique moindre.

Pour avoir confirmation d'asthme professionnel au poisson, il faut attendre l'étude anglaise de Douglas (82). Suite à l'apparition d'une symptomatologie respiratoire évocatrice d'asthme professionnel chez plusieurs salariés, et ce seulement trois mois après l'ouverture d'une usine de saumon, une étude importante a été menée au sein de cette entreprise. Le saumon, tout comme le brochet et la truite, fait partie de l'ordre des Salmoniformes.

Sur les 291 employés de l'usine, 97 présentaient des symptômes respiratoires mineurs ne nécessitant pas de traitement et 24 une symptomatologie sévère associée à une chute du DEP au travail et ayant nécessité un traitement médicamenteux associé à un changement de poste. Après ce changement de poste, la symptomatologie a disparu pour 46% des sujets mais 54% ont malgré tout dû quitter l'entreprise faute d'amélioration suffisante.

Dans les prélèvements atmosphériques, la concentration atmosphérique en allergène était la plus importante dans la salle de découpage automatique et elle se situait entre 3 et 14 mg/m3 suivant les prélèvements. Après installation d'un système de ventilation adéquat, elle est tombée à 0.01mg/m3.Ce qui est remarquable, c'est qu'aucun des employés ayant débuté après ces modifications n'ait présenté d'asthme professionnel alors qu'il n'y avait aucune différence significative en âge, sexe et tabagisme entre le groupe de salariés employés avant et ceux employés après la mise en place de la ventilation.

Au cours de cette « épidémie », une prévalence de 8.2% d'asthme professionnel au saumon a été retrouvée au sein de cette usine. L'allergène est représenté par le sérum de saumon dont la concentration atmosphérique sur les lieux de travail était très fortement élevée faute de ventilation. L'analyse statistique des résultats mettait à jour une association significative entre la sévérité des symptômes et le degré d'exposition, mais aussi avec le taux d'IgE et d'IgG. Par contre, l'apparition de la maladie n'est pas corrélée à la durée de cette exposition, il semble y avoir un effet dose mais pas d'effet temps. Le délai d'apparition de l'asthme est court, allant de deux semaines à trois mois, et les facteurs prédictifs en sont le tabagisme et le taux élevé d'IgE. Le rôle de l'atopie comme facteur de risque n'a pas été démontré ici.

De la même manière, des cas d'asthmes professionnels ont été suspectés dans une entreprise de filetage de truite (83). En effet sur les 8 salariés, 7 (87%) présentaient des symptômes respiratoires en relation avec le travail. Pour 4 salariés, le diagnostic d'asthme professionnel a été confirmé devant l'association d'une dyspnée apparaissant avec la prise du poste à la machine de filetage, une hyperréactivité bronchique non spécifique testée sur des valeurs de peak-flow et une variation de plus de 20% du peak-flow au cours d'une journée de travail. Ces cas semblent plausibles, mais il a été détecté la présence, en quantité importante, de Klebsiella pneumoniae (KP) dans l'eau du bac à poissons.

La bactérie a très probablement colonisé cette eau après sélection bactérienne due à une utilisation massive d'antibiotiques lors de l'élevage des truites. S'agirait-il alors d'un syndrome d'irritation bronchique lié à l'inhalation de cette endotoxine comme ce qu'il existe pour certaines céréales ou le coton ? L'endotoxine de KP est connue pour provoquer une obstruction bronchique visualisée sur la baisse du VEMS lorsqu'elle est inhalée. De plus, l'exposition professionnelle de ces ouvriers à l'endotoxine de KP est prouvée par l'existence, sur leurs prélèvements sanguins, d'un taux d'IgE dirigées contre cette endotoxine deux fois plus élevé que dans la population générale.

Par contre, ce qui reste en faveur d'une allergie de type I causée par une protéine de poisson ou de bactérie, c'est l'existence d'une période de latence, l'absence d'hyperéosinophilie et la positivité des RAST contre l'eau du bac chez 5 ouvriers.

Le mécanisme allergique type I semble le plus probable, mais quel en est l'allergène responsable, le poisson ou la bactérie ? Il est très difficile de conclure d'autant qu'aucun autre cas d'asthme à la truite n'a été décrit. Par contre, les similitudes de process avec la précédente étude et l'appartenance à un même ordre (salmoniformes) de poisson pour la truite et le saumon, nous amènent à considérer les postes avec exposition à des aérosols contenant des protéines de truite, comme des postes à risque.

Deux cas très intéressants ont été décrits chez deux femmes travaillant dans une usine de congélation de poisson (84). Ces deux employées présentaient un asthme traité médicalement et dont la relation avec l'exposition professionnelle était claire. En effet, le caractère professionnel a été confirmé devant les variations importantes du peak-flow pendant les périodes de travail et sa stabilité pendant les congés. La confirmation de l'asthme s'est faite par l'objectivation d'une hyperréactivité bronchique non spécifique réversible.

Pour le premier cas, les étiologies retrouvées au travers des prick-tests et des tests de provocation bronchique spécifiques sont le saumon cru, la sole crue, le merlu cru et le thon cru. Pour la deuxième personne, la seule étiologie retrouvée était le saumon cru. Le fait qu'il s'agisse uniquement de poissons crus a fait rechercher une allergie alimentaire, mais tous les tests que ce soit pour le thon, la sole, le saumon et le merlu cuits ont été jugés comme négatifs. Les auteurs se sont alors demandé comment les particules de poissons crus pouvaient être inhalées.

Ils ont alors réalisé des prélèvements atmosphériques dans un marché au poisson en plein air (85). Les concentrations atmosphériques en allergène de poisson retrouvées allaient de 2 à 25 ng/m3. Ce qui est très intéressant, c'est que ces concentrations sont proches de celles retrouvées pour certains allergènes respiratoires professionnels comme le latex et le crabe des neiges (10-1000 ng/m3).

L'exposition professionnelle au poisson peut donc être à l'origine d'un asthme professionnel. Pour des espèces comme le saumon, le thon, le merlu, le rôle étiologique est certain. Le mécanisme est une réaction allergique de type I médiée par les IgE.

Ce qui est surprenant par rapport à certains crustacés, c'est que la sensibilisation semble se faire par voie respiratoire mais à partir d'animaux crus entiers et lors de la découpe et non lors de la cuisson. On se rapprocherait alors plus des asthmes aux crabes décrits dans les navires-usines d'Alaska avec aérolisation de fortes quantités d'allergènes au sein d'aérosols humides. Les différents tests cutanés et les tests de provocations bronchiques spécifiques réalisés au cours de ces études le confirment, tout comme la présence de protéines de poisson en concentration importante dans l'atmosphère d'un marché ne vendant que du poisson cru. De plus, il a été démontré que les protéines de poisson présentes dans l'atmosphère du marché réagissaient avec les anticorps spécifiques, prélevés chez des sujets sensibilisés, dirigés contre certaines espèces de poisson comme le merlu. Il s'agit donc bien d'allergènes inhalables. En ce qui concerne la truite, l'existence de troubles respiratoires en relation avec le travail est certaine dans l'entreprise de filetage étudiée mais l'agent étiologique n'est pas bien défini.

4°) les vers

Les deux grands groupes de vers à l'origine d'asthme professionnel en milieu maritime sont les nématodes avec essentiellement Anisakis Simplex (AS) et les vers utilisés vivants comme appât.

a) Anisakis Simplex

Ce nématode est un parasite commun des poissons et des céphalopodes, dont le rôle étiologique de la forme larvaire a été démontré dans l'apparition d'allergie cutanée et de réactions anaphylactiques. Les larves de stade 2 sont ingérées par des crustacés du plancton qui seront, à leur tour, avalées par des poissons (hareng, merlan, morue, maquereau) ou des céphalopodes (pieuvre, seiche).

Poissons et céphalopodes sont des hôtes définitifs du parasite, les larves vont y évoluer jusqu'au stade infestant. La majorité des larves se trouvent dans la cavité abdominale. Après la mort du poisson, un certain pourcentage de nématodes peut migrer dans les muscles, et ce essentiellement pour les poissons gras (harengs, maquereaux). L'homme est un hôte accidentel d'Anisakis simplex La contamination peut donc se faire par ingestion de poissons crus ou lors de l'éviscération. L'anisakiase est une parasitose cosmopolite rare en France mais fréquente dans les pays comme le Japon où la tradition culinaire des poissons crus est forte.

La prévention se fait en éviscérant de manière rapide après la pêche les poissons, ou en tuant les larves en cuisant le poisson une minute à plus de 65°C ou en le congelant 24 heures à   -20° C(86).

En ce qui concerne l'asthme professionnel, les deux premiers cas ont été publiés en 1998 par une équipe espagnole (87). Le premier sujet de 54 ans travaillait dans un élevage de poulets et un an après une désensibilisation réussie aux acariens, a présenté une rechute de son asthme. Le deuxième sujet, un poissonnier âgé également de 54 ans, présentait depuis deux ans un asthme avec apparition de crises lors de la manipulation du poisson.

Dans les deux cas les prick-tests aux extraits d'Anisakis simplex (AS) et les IgE spécifiques dirigées contre AS étaient positifs alors qu'il n'a pas été noté d'IgE spécifiques dirigées contre les poissons. Les tests de provocation bronchique spécifique à une exposition à des extraits d'AS étaient également positifs dans les deux cas, avec une réaction double pour le premier cas et immédiate pour le deuxième.

Devant l'ensemble de ces résultats, ils pouvaient conclure à l'existence de deux cas d'asthme professionnel à Anisakis simplex. Quant à l'exposition professionnelle à l'allergène, elle est liée à la présence de protéine d'AS dans la farine donnée pour l'alimentation des poulets et pour le poissonnier, elle se fait au cours de la manipulation et de la découpe de poissons crus.

Un autre cas (88) a été diagnostiqué chez une employée de cuisine espagnole qui présentait une symptomatologie de rhinite allergique et de crise d'asthme, deux à trois heures après la manipulation de poisson cru. L'immunisation à des allergènes d'AS a été prouvée par la positivité des prick-tests et le taux élevé des IgE spécifiques contre AS détectées par RAST.

L'asthme professionnel à AS a ensuite été confirmé par un test de provocation bronchique spécifique avec une réponse tardive à la huitième heure. L'origine étiologique précise d'AS dans la genèse de cet asthme est liée au fait que tous les prick-tests réalisés pour divers espèces de poissons manipulés par l'employée (thon, anchois, merlu, morue, saumon, sole) soient négatifs et qu'aucune IgE sanguine spécifique contre ces différentes espèces de poisson n'ait été retrouvée dans les divers prélèvements sanguins.

L'hypersensibilité type I, médiée par les IgE à l'origine de l'asthme professionnel à AS, s'est confirmée avec la publication d'un cas d'asthme associé à une urticaire chez un ouvrier de 48 ans, travaillant dans une usine de congélation de poissons (89). Ce salarié a présenté, quatre mois après son affectation à un poste de lavage et découpe de thon, morue, saumon et crevettes crus, un tableau d'asthme professionnel et d'allergie cutanée en relation avec le travail. Les prick-tests pour les allergènes communs, le thon, la morue, le saumon et les crevettes étaient tous négatifs alors que le prick-test à AS était fortement positif. De même, le taux d'IgE spécifiques était élevé pour AS mais pas pour les diverses espèces de poissons et les crevettes. L'association chez un même patient d'une allergie cutanée et respiratoire à AS renforce les preuves quant à une sensibilisation médiée par les IgE à l'origine de l'asthme à AS. Par contre, l'allergène à l'origine de cette immunisation n'est pas encore précisément défini.

Au travers de ces divers cas, nous remarquons que les postes à risque sont très variés et l'asthme à Anisakis simplex touche de nombreuses professions. Le risque majeur semble être la manipulation et la découpe de poissons crus et plus précisément certaines espèces dont les salmonidés et les thonidés qui sont les plus fréquemment contaminés par ce parasite.

Lorsque l'on parle de manipulation et de découpe de poissons crus, les professions de marins-pêcheurs et de poissonniers apparaissent à risque. Ceci est corroboré par le cas (86) décrit chez ce poissonnier espagnol, et par une étude d'incidence de la sensibilisation à Anisakis simplex dans une population de poissonniers et marins-pêcheurs (90). Une réaction positive du prick-test aux extraits d'AS et une élévation du taux d'IgE spécifiques dirigées contre AS ont été retrouvées chez 50% des poissonniers et pêcheurs contre aucun cas pour le groupe témoin.

b) les appâts

Les appâts sont essentiellement utilisés dans la pêche de loisirs, qu'elle soit pratiquée en mer ou en rivière. La nature de ces appâts est très variée, il peut s'agir de larves d'insectes (larve de Galleria melonella ou fausse teigne, de Tenebrio molitor ou Tenebrion meunier), de vers marins

(Marphysa sanguinea et Eisenia foetida), de vers terrestres (Lumbricus terretris ou lombric), de larves de mouches (Musca domestica ou mouche domestique, Calliphora vomitoria ou mouche bleue, Lucilia caesar ou mouche verte et Callyphora erythrocephala).

Quatorze sujets, onze pêcheurs amateurs et trois employés d'une usine de conditionnement d'appât, présentant des symptômes respiratoires en rapport avec une exposition à des appâts pour la pêche, ont subi des examens allergologiques et pulmonaires à la recherche de la cause de ces symptômes (91). Sur les 13 sujets chez qui des tests cutanés ont été réalisés, 92% étaient positifs pour des extraits de Lucilia caesar, 23% pour Tenebrio molitor et 15% pour Galleria melonella. Chez 7 sujets, le débit expiratoire de pointe a été mesuré à l'aide d'un peak flow, avant, pendant et après l'exposition aux appâts vivants. Deux ont présenté une réaction asthmatique rapide (moins de une heure), trois une réaction tardive (plus de deux heures après le début de l'exposition) et pour les deux autres, aucune modification du débit expiratoire de pointe n'a été notée.

L'exposition à la larve de Lucillia caesar semble être à l'origine de la grande majorité des cas décrits, 92% des prick-tests et des RAST à Lucilia caesar sont positifs. Pour un seul des sujets, une sensibilisation à Tenebrio molitor est probablement la cause des symptômes respiratoires. Cette prévalence de l'immunisation à Lucilia caesar serait due à sa grande fréquence d'utilisation comme appât, et à un pouvoir immunogène plus important des protéines allergisantes de cette larve.

Pour deux des 3 sujets exposés professionnellement, l'étude des mesures du débit expiratoire de pointe a été réalisée et a révélé un cas de réaction rapide (moins de une heure) et un cas de réaction tardive (plusieurs heures).

De plus, la spécificité des IgE contre des antigènes de Lucilia caesar, Tenebrio molitor et Galleria mellonella a été démontrée par l'inhibition au

RAST. Celle-ci, associée à un taux d'atopiques de 64% parmi les sujets, conforte l'idée de l'existence d'une relation spécifique entre manipulation d'appâts vivants pour poisson, et symptomatologie respiratoire à type d'asthme avec immunisation médiée par les IgE.

Après la mise en évidence de cas d'asthmes professionnels aux appâts vivants de poisson, une enquête de prévalence a été menée auprès du personnel de 8 fermes d'appâts (soit 50 ouvriers), de 15 revendeurs détaillants et 18 laborantins d'un laboratoire d'entomologie (92).

La sensibilisation à des allergènes provenant des appâts a été recherchée au travers de prick-test et de dosage d'IgE sanguines spécifiques. Le diagnostic d'asthme, de rhinoconjonctivite allergique et d'urticaire liés au travail est basé sur l'interrogatoire et la clinique sans confirmation paraclinique.

Ainsi, la prévalence de symptômes liés au travail était de 9.2%, 3.9% pour l'asthme, 6.6% pour les rhinoconjonctivites et 1.3% pour l'urticaire. La relation entre ces symptômes et l'exposition professionnelle est confortée par le fait que leur apparition soit significativement liée à la sensibilisation aux appâts.

Les prick-tests sont positifs pour 31.6% des sujets et pour 71% des sujets présentant des symptômes en relation avec le travail. Ni l'atopie, ni le tabagisme n'ont été retrouvés comme facteurs de risque dans le développement de symptômes en relation avec le travail.

D'autres appâts ont également été incriminés dans l'apparition d'asthme. Ainsi, pour un jeune homme de 14 ans présentant une allergie de la face et un asthme depuis deux ans, un asthme à Lumbricus terrestris a été diagnostiqué (93). En effet, la symptomatologie apparaissait uniquement et à chaque fois qu'il plaçait son appât sur l'hameçon. Tout comme le prick-test au lombric, la recherche d'IgE spécifiques, contre des extraits de lombric, par la technique du RAST était positive. Après éviction de l'allergène, les symptômes ont entièrement disparu. Ce cas n'est pas lié à une exposition professionnelle mais étant le seul asthme au lombric décrit et l'exposition pouvant exister en milieu de travail, il nous semblait intéressant de le citer.

Marphysa sanguinea est un ver de vase qui est communément retrouvé sur les rives de la Mer Méditerranée, de l'Océan Atlantique et de la Manche. Il est très souvent utilisé comme appât pour la pêche en bord de mer. Un cas d'asthme à Marphysa sanguinea a été investigué chez un jeune pêcheur de 17 ans (94). La symptomatologie associant une rhinite, une crise d'asthme et un angioedème facial apparaissait 15 minutes après le début de la pêche. Les prick-tests pour Marphysa sanguinea étaient positifs alors qu'ils étaient négatifs pour les allergènes communs, les vers de terre et la terre de transport des vers. Le test de provocation nasal n'était positif que pour Marphysa sanguinea. Le diagnostic d'asthme à Marphysa sanguinea est conforté par l'existence d'un premier cas publié en 1977 par Rigo dans une revue italienne (Folia Allergol Immunol Clin 1977 ; 24 :588).

Un annélide vivant dans les matières en décomposition est très souvent utilisé comme appât pour la pêche. Il s'agit d'Eisenia foetida dont le nom vient de l'odeur fétide qui se dégage lorsqu'il est percé. Un pêcheur de 38 ans relatait un ensemble de symptômes cutanés, respiratoires et nasaux lors de la manipulation de cet annélide (95). La sensibilisation et sa spécificité pour Eisenia foetida est prouvée par la positivité isolée des prick-tests et du test de provocation nasal spécifique pour Eisinia foetida. L'asthme à Eisinia foetida semble bien exister mais cet appât est surtout utilisé pour la pêche en rivière et donc sa prévalence en milieu maritime est faible.

Au final, l'asthme aux appâts vivants utilisés pour la pêche est confirmé pour Lucilia caesar, Tenebrio Monitor, Galleria Mellonella, Marphysa sanguinea, Eisenia foetida et Lumbricus terrestris. Ce sont essentiellement pour des postes dans des fermes d'élevage, de laborantins, de revendeurs et de pêcheurs que l'exposition professionnelle est démontrée. Mais la majorité des expositions se fait dans le cadre privé chez des pêcheurs amateurs. La sensibilisation respiratoire semble se faire essentiellement lorsque la larve ou le ver sont percés avec émission d'un liquide et d'allergènes volatils.

6°) Autres étiologies

a) les éponges marines

L'embranchement des spongiaires ou éponges comprend des métazoaires sans organes différenciés. Elles sont répandues dans toutes les mers, à toutes les profondeurs et vivent également en eau douce.

Le seul cas publié dans la littérature est celui d'un technicien de laboratoire de 30 ans ayant un antécédent d'asthme dans l'enfance (96). Il a présenté une crise d'asthme en voulant moudre, sans port de masque, une éponge marine (Dysidea herbacea) séchée. Devant la sévérité de la crise, une hospitalisation a été décidée. L'obstruction bronchique était importante à l'arrivée aux urgences (VEMS à 2.4 l/min) et s'est rapidement améliorée sous corticothérapie et traitement β2 mimétiques inhalés.

Dans la démarche étiologique de cet asthme en relation avec une exposition professionnelle, la recherche d'une sensibilisation du sujet à un allergène pour lequel il est en contact dans son environnement professionnel a été réalisée par la technique du RAST. Elle a permis de retrouver une sensibilisation pour Dysidea herbacea mais également pour sept autres espèces d'éponge et deux espèces de corail. Cette immunisation a été confirmée par la positivité du test d'histaminolibération avec des extraits de Dysidea herbacea.

Ce cas d'asthme professionnel lié à l'exposition aux allergènes de Dysidea Herbacea est très certainement dû à une immunisation type I médiée par les IgE. Mais la sévérité de la réaction, sa nature prolongée, la présence d'hyperdensité sur la radiographie pulmonaire et la présence de précipitines sériques spécifiques pour Dysidea herbacea, suggèrent qu'une réaction immunitaire type III serait associée à la réaction type I.

b) les coraux

Les coraux sont des fossiles faisant partie du phyllum des Cnidaires et de la classe des Anthozoaires.

Dans le cas précédent (96), une sensibilisation à deux espèces de coraux avait été retrouvée chez le technicien de laboratoire.

Mais la mise en évidence d'asthme professionnel au corail a découlé d'une première étude menée sur une population de pêcheurs de langoustes japonais. En effet, suite au diagnostic d'asthme professionnel chez deux pêcheurs de langoustes de la côte Pacifique du Japon, une étude de prévalence a été menée au sein de cette population. Une prévalence de 9% pour l'asthme et 39% pour la rhinite allergique a été retrouvée (97). L'apparition et la disparition des symptômes avec la saison de pêche (premier septembre au 15 avril) étaient très en faveur d'une étiologie professionnelle.

En analysant des questionnaires plus précis, les auteurs se sont aperçus que les crises survenaient majoritairement lors de la manipulation manuelle des homards et uniquement lorsque des débris de coraux d'une espèce particulière (Dendronephthya nipponica) étaient pris dans leurs filets.

Le corail a alors été suspecté comme étiologie de ces asthmes et l'asthme au corail a ensuite été confirmé par la présence d'une sensibilisation à cette espèce de corail chez tous les sujets asthmatiques (tests cutanés aux extraits de corail montrant une réaction positive immédiate et retardée).

Il a été établi un modèle animal de l'asthme à Dendronephthya nipponica dans lequel les IgG1 semblent jouer un rôle important (98). Ceci rejoint les cas humains pour lesquels des taux élevés d'IgG ont été retrouvés. De même, une protéine de corail a été récemment individualisée comme étant un allergène responsable de l'asthme au corail rouge.

Dendronephthya nipponica est la seule espèce de corail connue pour être à l'origine d'asthme professionnel, cette espèce est présente dans la majeure partie du Pacifique et notamment sur la grande barrière de corail en Australie.

c) Hoya

Sous ce terme, sont désignés des invertébrés de très petite taille de la classe des Ascidiacea et de l'ordre des Stolidobranchiata vivant accrochés sur des rochers et des coquillages.

Les premiers cas d'asthme professionnel lié à l'exposition à ces parasites ont été décrits au Japon en 1950 chez des employés de fermes d'élevage d'huîtres et des écailleurs (99). Ensuite, d'autres cas ont été suspectés chez des ouvriers employés à la taille de perles de culture et à la taille de nacre.

Une recrudescence des cas d'asthme a été notée au cours des années 1960 et semblerait être liée à un déplacement des parcs à huîtres du bord de mer vers la haute mer, en raison de la pollution côtière croissante. Ces invertébrés vivent préférentiellement en haute mer.

En 1958, 28 cas avaient été rapportés contre 1113 en 1963. La prévalence de cette pathologie était en 1964 de 28.3% chez les ostréiculteurs et 47.1% pour les employés de fermes de perles de culture. Le temps de latence pour le développement des symptômes est en moyenne de 2 à 3 mois. Styela plicata semble être l'espèce responsable de la majorité des cas japonais.

Dans une étude portant sur 1413 ostréiculteurs, ils ont retrouvé une forte sensibilisation à Styela plicata chez les sujets asthmatiques, les tests cutanés aux extraits de Styela plicata étaient positifs pour 82% des sujets atteints et des IgE spécifiques ont été détectées chez 89% des asthmatiques. L'exposition aux allergènes se fait par voie respiratoire au travers d'aérosols émis lors de la manipulation des coquilles d'huîtres et plus spécialement lors de leur concassage.

Dans une optique de prévention de cette pathologie fortement développée dans le secteur industriel de l'huître au Japon, il a été recommandé de laver les coquillages avant leur ouverture et d'utiliser des couteaux en remplacement des marteaux pour ouvrir les coquillages. Ces mesures ont permis de limiter la diffusion d'aérosols contenant des particules allergisantes et d'endiguer l'apparition d'asthme professionnel.

C/ PARTICULARITES ET CARACTERISTIQUES DE L'ASTHME PROFESSIONNEL EN MILIEU MARITIME

Comme nous l'avons déjà cité, la majorité des agents étiologiques à l'origine d'asthme professionnel en relation avec le milieu marin sont des produits de la mer.

Dans ce chapitre, nous allons essayer de faire ressortir les particularités et caractéristiques de l'asthme professionnel.

1°) Mode de sensibilisation

Pour la grande majorité de ces agents, une sensibilisation par voie respiratoire à l'origine d'une immunisation médiée par les IgE est mise en cause. L'existence de cette réaction allergique de type I a notamment été prouvée pour :

- le crabe des neiges (53)
- les langoustines (67)
- le homard (64, 65)
- les crevettes (70, 71, 72)
- le corail (97)
- Anisakis simplex (87, 88, 89)
- les appâts vivants (91, 92).

Dans quelques cas (crevettes, langoustines, Anisakis simplex, corail, coquilles Saint-Jacques), les substances sensibilisantes en cause ont été isolées. Ce sont toutes des protéines de haut poids moléculaire. Il est donc logique que nous retrouvions, pour ces substances, toutes les caractéristiques des asthmes professionnels aux protéines de haut poids moléculaire médiées par les IgE. Une association à des réactions de type III a été soupçonnée pour des expositions au crabe (48, 54), aux langoustines (67) et à la truite (83).

2°) Les expositions à l'allergène

L'exposition respiratoire aux allergènes se fait par l'intermédiaire d'aérosols ou de fumées.

Les aérosols peuvent être générés au cours des procédés industriels de transformation de produits frais. La concentration en particules au sein de ces aérosols sera variable en fonction de l'espèce, des conditions atmosphériques du poste, du procédé et des appareils utilisés et des mesures de prévention collective mises en place.

Lorsque plusieurs paramètres sont réunis, il peut survenir des cas groupés d'asthme professionnel avec des incidences élevées, comme par exemple 16% pour le crabe des neiges (50), 36% pour les langoustines (67).

L'exposition à des concentrations importantes d'allergènes est également possible lors des phases de cuisson. Ceci est prouvé par l'existence de cas d'asthme avéré aux fumets de homard chez des cuisiniers, et aux moules chez des ouvreurs de moules cuites ainsi que par le taux élevé des concentrations atmosphériques en particules allergisantes au niveau des postes de cuisson des crabes (56).

Le troisième mode d'exposition est représenté par l'émission de particules sèches à partir de poudres issues du broyage de certains produits : crevettes (70, 71, 72), palourde (70), poissons (81).

Le mode d'exposition possible pour les différentes étiologies est noté dans le tableau 4.

Tableau 4 - Modalités d'exposition respiratoire en fonction des étiologies d'asthme professionnel.

Aérosols issus de la transformation ou manipulation de produits frais	Fumet apparaissant lors de la cuisson	Aérosols secs de produits en poudre
Crabe Langoustine Seiche Poissons : saumon, truite, truite, merlu, sole Anisakis simplex Appâts vivants Corail rouge Hoya	Crabe Homard Moule	Crevette Palourde Poisson Anisakis simplex Eponges marines

L'étude des concentrations particulaires atmosphériques par l'intermédiaire des prélèvements atmosphériques a permis de cibler les postes et techniques à risque, que nous avons regroupés dans le tableau 3, en fonction des produits.

3°) Facteurs de risque

Dans l'asthme professionnel, des facteurs de risque tels que le tabac et l'atopie sont connus. En ce qui concerne l'asthme professionnel en milieu maritime, la relation entre tabac, atopie et asthme, est moins bien établie.

La relation entre tabagisme et asthme a tout d'abord été décrite en 1980 par McSharry (67). Puis, elle a été confirmée dans une étude très intéressante du même auteur (68) menée sur une population d'employés d'une usine de langoustines. Dans cette étude, il retrouvait une association significative entre l'existence d'anticorps spécifiques, de type IgE, dirigés contre les langoustines et l'intoxication tabagique, alors que les anticorps de type IgG sont l'isotype prédominant chez les non-fumeurs.

Le rôle de facteur prédisposant du tabagisme a également été noté pour l'exposition aux crabes de neiges (50), aux moules (76) et au saumon (82). Mais le mode d'action du tabac à l'origine de cette potentialisation n'est pas clairement établi, une action conjointe avec l'atopie est probable.

Quant à l'atopie, une relation significative dans l'apparition d'asthme a été clairement démontrée pour le crabe des neiges (50), les appâts vivants (92), les langoustines (67,68), les crevettes et palourdes (70), et le homard (64). Pour ces étiologies, une sensibilisation par une protéine de haut poids moléculaire est fortement soupçonnée voire prouvée. Ceci peut expliquer le rôle de l'atopie dans la survenue d'asthme professionnel lors d'exposition à des allergènes de ces produits de la mer.

4°) Spécificités immunologiques

De plus, pour ces différents produits de la mer dont une grande majorité est destinée à la consommation humaine, l'existence d'une sensibilisation alimentaire ultérieure comme facteur de risque d'asthme professionnel a longtemps été suspectée. Mais dans les différentes études que nous avons citées au cours de cette thèse, il n'a jamais été retrouvé de prépondérance de sujets ayant une allergie alimentaire.

Par contre, ce qui semble maintenant bien établi, c'est l'existence d'allergie croisée entre produits de la mer. En effet, les allergènes présents dans les crustacés sont présentés comme thermostables et solubles dans l'eau. Par ailleurs, les particules allergéniques de crustacés sont si volatiles qu'on peut les retrouver dans les vapeurs de cuisson. Plusieurs types de crustacés semblent avoir des composants allergéniques communs. Ceux-ci seraient en partie responsables des réactions adverses aux crustacés type IgE dépendantes, chez des individus sensibilisés à la crevette.

On a identifié un groupe de protéines de poids moléculaire de 34 à 39 kD ayant un fort potentiel allergénique et présentes dans un certain nombre de crustacés, mollusques et même chez des insectes et des arachnides. Plusieurs de ces protéines présentent une homologie de structure avec la tropomyosine.

Elles peuvent contenir des épitopes aussi bien spécifiques d'espèce que spécifiques des crustacés, ou bien encore spécifiques des arthropodes, mais elles semblent différentes de tropomyosines des oiseaux et mammifères. Les épitopes ne semblent pas se trouver dans les portions de tropomyosine qui présentent une forte homologie entre les espèces.

Un des allergènes majeurs à l'origine de la sensibilisation aux crevettes a récemment été isolé (99), il s'agit d'une tropomyosine que l'on retrouve également dans le squelette des homards, de certains crabes (Charybdis ferratus) et dans la chair de coquille Saint-Jacques (73), mais pas dans l'huître. Les séquences identiques au sein des tropomyosines des crustacés vont de 93 à 99%. Ceci expliquerait les sensibilisations simultanées aux crevettes et homards (65) ou crevettes et palourdes (70). Des allergies croisées dépendantes de séquences d'acides aminés communes ont aussi été retrouvées entre plusieurs espèces de poissons : merlu, merlan, maquereau, hareng, sole, thon et des poissons d'eau douce comme le brochet et la carpe.

Entre les crustacés et les poissons, il n'a jamais été démontré de réactions croisées mais plutôt des sensibilisations concomitantes.

5°) Surveillance des salariés exposés

En matière d'aptitude, se pose alors le problème des sujets pour lesquels une sensibilisation alimentaire ou cutanée à un crustacé, et plus particulièrement à la crevette, est déjà connue et qui sont employés sur des postes avec risque d'exposition respiratoire à des allergènes de crustacés. Ces salariés représentent une population à risque devant bénéficier d'une surveillance clinique et paraclinique rapprochée. Une inaptitude au poste ne devrait être posée qu'après une étude poste et recherche des moyens de prévention collective existants ou pouvant être améliorés.

En effet, les études menées au sein d'entreprises de transformation de produits de la mer comme les crabes et les langoustines, ont montré l'importance primordiale du système de ventilation au sein des ateliers les plus à risques. L'existence d'une concentration seuil en allergène au sein des aérosols est une des caractéristiques de l'apparition des asthmes professionnels en milieu maritime que nous venons de développer. C'est pourquoi, il nous semble très important d'insister sur les moyens de prévention collective mis en place au travers des systèmes de ventilation, qui semblent être les moyens les plus efficaces.

De plus, des examens paracliniques comprenant une étude de la fonction respiratoire avec recherche d'une hyperréactivité bronchique non spécifique, et des tests immunologiques à la recherche d'une atopie et d'une sensibilisation aux crevettes et aux produits de la mer, auxquels le salarié sera exposé, peuvent être utiles à la prise de décision.

En définitive, voici quelques recommandations que nous pouvons proposer.

a) Visite d'embauche :

Interrogatoire et examen clinique complet et ciblés sur l'appareil respiratoire.
Recherche d'un terrain atopique et d'allergies cutanées ou alimentaires à des crustacés ou poissons.
Etude de la fonction respiratoire avec recherche d'une hyperréactivité bronchique non spécifique en cas de signes respiratoires retrouvés à l'interrogatoire ou à l'examen clinique.
Tests cutanés à la recherche d'une sensibilisation aux crevettes et aux allergènes professionnels du poste de travail.

b) Visite périodique :

Interrogatoire et examen clinique ciblés sur l'appareil respiratoire, ORL et cutané.
Recherche d'une relation symptômes-travail.
EFR tous les ans pendant les premières années d'exposition à un poste à risque puis tous les 2 ans.
Avis spécialisé et exploration de toutes manifestations allergiques liées au travail.

V/ CONCLUSION

L'asthme est une pathologie respiratoire ayant une incidence croissante au sein de la population générale sur les quinze dernières années, et dont l'origine professionnelle serait en cause pour 10 à 15% des cas. Les nouvelles classifications de l'asthme professionnel ont accentué la différenciation entre l'origine immunologique et irritante de la maladie.

Dans les pays industrialisés où des systèmes de surveillance des cas d'asthme professionnel sont mis en place, on note une augmentation du ratio de femmes atteintes et une émergence de certaines étiologies comme les isocyanates.

Le cas de ce jeune cuisinier que nous avons présenté, le caractère professionnel de l'asthme a été clairement établi. L'agent en cause était le homard et l'activité, la cuisson de ce crustacé, qui entraînait une exposition respiratoire aux allergènes.

Le but de ce travail, a été d'exposer un cas d'asthme professionnel lié à une substance du milieu maritime et ensuite d'exposer les différentes substances spécifiques du milieu maritime connues pour être à l'origine d'asthme professionnel. Dans le monde maritime, les expositions respiratoires à des substances professionnelles très diverses sont possibles. Nous nous sommes donc limités à recenser les étiologies en rapport direct. Ainsi, la majorité des causes d'asthme professionnel que nous avons évoquées sont des produits de la mer.

Nous avons occulté des produits utilisés en milieu maritime, mais non exclusivement, et connus pour leur rôle pathogène dans l'asthme professionnel. Ceci a été le cas pour les métabisulfites pour lesquels un cas d'asthme chez un pêcheur de langoustines norvégien vient d'être publié (101).

Pour la plupart de ces étiologies le type d'asthme retrouvé est un asthme immunologique avec période de latence et sensibilisation médiée par les IgE. La sensibilisation aux allergènes se fait par voie respiratoire au travers d'aérosols humides et secs. L'existence d'un allergène commun à plusieurs substances étiologiques semble se confirmer.

Une certaine unité clinique et physiopathologique se dessine pour les asthmes professionnels aux crustacés et certains bivalves. Comme dans le cas de cette usine anglaise de saumon, on note que l'accroissement de l'incidence de la maladie est en rapport avec les concentrations atmosphériques en allergènes. Ceci est très important en matière de prévention. La prévention collective avec mise en place d'une ventilation adéquate apparaît donc comme essentiel.

Les études et cas français sont très rares. En France, les salariés peuvent être exposé au niveau professionnel à des allergènes de crustacés (crabes, homards, langoustines et crevettes), certains bivalves (moules, coquilles Saint-Jacques et palourdes), des appâts vivants et Anisakis simplex, ders céphalopodes (seiches), des gastéropodes (ormeaux) et des poissons (truite et saumon).

Devant le développement de l'aquaculture et des entreprises de transformation de produits de la mer, une recherche ciblée de cas de sensibilisation et d'asthme professionnel serait intéressante.

Ce qui est également surprenant dans cette revue de la littérature, c'est le peu d'études de grande ampleur chez les marins-pêcheurs. Cette profession fortement exposée aux produits de la mer est sous-représentée dans les cas publiés. Est-ce lié à une exposition moindre aux allergènes ou à une déclaration plus faible dans cette profession, nous ne pouvons actuellement y répondre. Il faut savoir que les tableaux de maladies professionnelles réparant les asthmes professionnels datent de 1999 pour le régime des Gens de Mer et ceci pourrait expliquer que la recherche des pathologies respiratoires allergiques ne soient pas mis en avant par les médecins des Gens de Mer.

Au terme de ce travail, et pour confirmer ces hypothèse, l'intérêt d'un état des lieux au sein du milieu maritime Français ressort.

BIBLIOGRAPHIE

1-Food and Alimentation Organisation, Comité des pêches. Publication 2002. Sofia 2002.

2-Food and Alimentation Organisation, Comité des pêches. Annuaire 2003 des statistiques des pêches. Rome 2003.

3-Pauwels R. The international consensus report on the diagnosis and managment of asthma. Eur Respir J. 1993; 3: 483-489.

4-Bernstein IL, Chan-Yeung M, Malo JL, Bernstein DI. Asthma in the workplace. New York: Marcel Dekker Inc 1999, 655p.

5-Ameille J. Asthme professionnel: présentation du thème: incidence, étiologies, pronostic médical et social. Arch Mal Prof. 2002 juin; 63(3-4): 306-307.

6-Vandeplas O, Malo JL. Definitions and types of work-related asthma: a nosological approach. Eur Respir J. 2003; 21: 706-712.

7-Fabbri LM. Patophysiology of occupational asthma. Dans „Asthma in the work place". New york Marcel Dekker Inc 1993: 61-92.

8-Pauli G, Bessot JC. Physiopathologie. Dans „L'asthme professionnel ». Paris. Margaux Orange 1999 : 39-48.

9-Godard P. Inflammation bronchique. Dans « Asthmologie 2ème édition ». Paris Masson collec Abrégés 2000 : 43-52.

10-Leroyer C. Prévention médicale et aptitude : le point de vue du pneumologue. Arch Mal Prof. 2002 juin ; 63(3-4) : 308-309.

11-Godard P. Réponse immunitaire locale. Dans « Asthmologie 2ème édition ». Paris Masson collec Abrégés: 63-76.

12-Bernstein DI, Cartier A, Côté J, Malo JL, Boulet JP et coll. Diisocyanate antigen-stimulated Monocyte chemoattractant protein-1 synthesis has greater efficiency than specific antibodies for identification of diisocyanate asthma. Am J Respir Crit Care Med. 2002 Aug 15; 166(4): 445-450.

13.Zeiss Cr, Patterson R, Pruzansky JJ et all. Trimettilic anhydride-induced airway syndromes : clinical and immunological studies. J Allergy Clin Ummunol. 1977; 60: 96-103.

14-Malo JL, Lemière C, Gautrin D, Labrecque M. Occupational Asthma. Curr Opin Pulm Med 2004; 10 : 57-61.

15-Newman-Taylor AJ. Asthma and work. Ann Occup Hyg. 2002; 46(7): 563-574.

16- Ameille, J, Villoingt L. Valeur pronostique de l'hyper-réactivité bronchique chez des peintres automobiles exposés aux isocyanates. Arch Mal Prof. 1994 ; 55 :317.

17-Godard P. Système nerveux autonome et neuromédiateurs. Dans « Asthmologie 2ème édition ». Paris Masson collec Abrégés 2000 : 57-65.

18-Nemery B. Occupational asthma for the clinician. ERS Journal. 2004 Sep; 1(1): 25-32.

19-Nicholson PJ, Cullinam P, Newman-Taylor AJ, Burge PS, Boyle C. Evidence based guidelines for prevention, identification, and management of occupational asthma. Occup Environ Medicine. 2005; 62: 290-299.

20-Axon E, Beach ACH, Burge P. Comparison of some of the characteristics of patients with occupational asthma. Occup Med. 1995; 45: 109-111.

21-Bernstein DI. Clinical assessment and management of occupational asthma. Dans „Asthma in the work place". New york Marcel Dekker Inc 1999: 103-125.

22- Gautrin D, Ghezzo H, Infante-Rivard C, Malo JL. Host determinants for the development of allergy in appentrices exposed to laboratory animals. Eur RespiR J. 2002 Jan; 19(1): 96-103.

23-Gautin D, Newman-Taylor AJ, Nordman H, Malo JL. Contoversies in epidemiology of occupational asthma. Eur Respir J. 2003 Sep; 22(3): 551-9.

24-Haddar M, Kaceb N, Korichi S, Alloula R. Prévalence de l'asthme professionnel: enquête dans quatre secteurs d'activité professionnelle. Arch Mal Prof. 2004; 65(7-8): 541-550.

25-Malo JL, Ghezzo H, L'archevêque J, Lagier F, Perrin B, Cartier A. Ist he clinical history a satisfactory means of diagnosing occupational asthma. Am Rev Respir Dis. 1991; 143: 528-532.

26-Pauli G, Bessot JC, Kopfrescmitt-kubler MC, Popin E. Démarches diagnostiques. Dans „L'asthme professionnel ». Paris. Margaux Orange 1999 : 127-142.

27- Oswald-Mammoser M, Blaumeiser-Kapps M. Explorations de la fonction respiratoire. Dans « L'asthme professionnel ». Paris. Margaux Orange 1999 : 61-69.

28- Perdix A, Maître A. Spirométrie. Dans « Guide pratique d'exploration fonctionnelle respiratoire. Utilisation en milieu Professionnel, 2ème édition ». Paris Masson 2001 : 7-18.

29-Perdrix A, Maître A. Autres techniques d'études de la fonction respiratoire. Dans « Guide pratique d'exploration fonctionnelle respiratoire. Utilisation en milieu Professionnel, 2ème édition ». Paris Masson 2001 : 19-28.

30-Banauch G, Alleyne D, Sanchez R, Olender K, Cohen HW, Weiden M, Kelly KJ, Prezant DJ. Persistent hyperreactivity and reactive airway dysfunction in firefighters at the World Trade Center. Am J Respir Crit Care Med 2003; 168: 54-62.

31-Leroyer C, Perfetti L, Trudeau C, L'archevêque J, Chan-Yeung M, Malo JL. Comparison of serial monitoring of peak expiratory flow and FEV1 in the diagnosis of occupational asthma. Am J Respir Crit Care Med 1998; 158: 827-832.

32-Cartier A, Kopferschmiitt-Kubler M-C. Intérêt de la mesure du débit expiratoire de pointe. Dans „L'asthme professionnel ». Paris. Margaux Orange 1999 : 71-80.

33-Choudat D. Asthme professionnel. Nouveaux outils et stratégie diagnostique. Arch Mal Prof 2002 Juin ; 63(3-4) : 37.

34-Kopffeschmitt-Kubler M-C, Pauli G. Tests de provocation bronchique spécifiques. Dans « L'asthme professionnel ». Paris. Margaux Orange 1999 : 91-105.

35-Cartier A, Malo JL. Occupational challenge tests. Dans „Asthma in the work place". New york Marcel Dekker Inc 1999: 215-248.

36-Choudat D, Martin JC, Fabries JF, Vilette C, Dessanges JF. Test de provocation bronchique spécifique avec aérosols solides. Quantification des résultats. Rev Mal Respir 2001 ; 18 : 157-162.

37-Fabbries JF, De Blay F, Lieutier-Colas F. Mesure des polluants aériens sur les lieux de travail. Dans « L'asthme professionnel ». Paris. Margaux Orange 1999 : 109-122.

38-Kogevinas M, Anto JM, Tobias A, Burney P and the Spanish Group of the European Asthma Study. The risk of asthma attributable to occupational exposures; A population-based study in Spain. Am J Respir Crit Care Med 1996; 154: 137-143.

39-Verdun-Esquier C, Ameille J, Brochard P. Asthme et activité professionnelle. Rev Mal Respir. 2000 Feb; 17 (1Pt2): 225-33.

40-Ameille J, Pauli G and all. Reported incidence of occupational asthma in France, 1996-99: the ONAP programme. Occup Environ Med 2003; 60(2): 136-141.

41-McDonald JC, Keynes HL, Meredith SK. Reported incidence of occupational asthma in the United Kingdom, 1989-97. Occup Environ Med. 2000 Dec; 57(12): 823-9.

42-Lagier F, Cartier A, Malo JL. Statistiques médico-légakes sur l'asthme professionnel au Québec de 1986 à 1988. Rev Mal Respir 1990 ; 7 : 337-341.

43-Dupas D, Vignon M, Bataille A. Asthmes professionnels : analyse rétrospective d'une série de 144 cas. Allerg Immunol 1995 Feb. 27(2) : 55-58.

44-Sari-Minodier I, Dutau H, Charpin D. Epidémiologie. Dans « L'asthme professionnel ». Paris. Margaux Orange 1999 : 19-36.

45-Becklake MR. Epidemiology : prevalence and determinants. Dans „Asthma in the work place". New york Marcel Dekker Inc 1993: 29-60.

46-Jégaden D : Introduction. Jégaden D. (coord), 2004. Colloque « Mer et Santé ». Brest, 25-26 septembre 2003, 97p.

47-Malo JL, Cartier A. Occupational reactions in the seafood industry. Clinical reviews in Allergy 1993; 11: 223-240.

48-Orford RR, Wilson JT. Epidemiologic and immunologic studies in processors of the king crab. Am J Ind Med 1985. 7(2): 155-169.

49-Anonymous. Morbidity and mortality weekly report. NIOSH publication 1982. 31 :95-96.

50-Cartier A, Malo Jl, Forest F, Lafrance M and all. Occupational asthma in snow-crab
processing workers. J Allergy Clin Immunol 1984 Sep; 74(3 Pt 1): 261-269.

51-Cartier A, Lehrer SB, Horth-Susin L, Swanson M and all. Prevalence of crab asthma in crab plant workers in Newfounland and Labrador. Int J Circumpolar Health 2004; Suppl 2: 333-336.

52-Edelman PA. Exposure, assessment and prevalence of asthma among maritime crab processing personnal. Paper presented at the American Industrial Hygiene Conference and Exposition 1994 May, Los Angeles-California.

53-Cartier A, Malo JL, Ghezzo H, Mccants M, Lehrer SB. IgE sensitization in snow crab-processing workers. J Allergy Clin Immunol 1986 Aug; 78(2): 344-348.

54-Dorsett DS, Sechena R. Artic snow crab-related lung disease. Int J Circumpolar Health 1998; 57 suppl 1: 601-608.

55-Ortega HG, Daroowalla F, Petsonk EL and all. Respiratory symptoms among crab processing workers in Alaska: epidemiological and environmental assessment. Am J Ind Med 2001 Jun; 39(6): 598-607.

56-Malo JL, Chrétien P, McCants M, Lehrer s. Detection of snow-crab antigens by air sampling of a snow-crab production plant. Clin Exp Allergy 1997; 27: 75-78.

57-Weytjens K, cartier a, Malo JL, Chrétien P and all. Aerosolized snow-crab allergens in a processing facility. Allergy 1999 Aug; 54(8): 892-893.

58-Beaudet N. Development of asthma in crab processing workers. Appl Occup Environ Hyg. 1994 Sep; 9: 597-599.

59-Beaudet N, Brodkin CA, Stover B and all. Crab allergen aboard five crab-processing vessels. AIHA Journal 2002 Sep/Oct; 63: 605-609.

60-Malo JL, Cartier A, Ghezzo H and all. Patterns of improvement in spirometry, bronchial hyperresponsiveness, and specific IgE antibody levels after cessation of exposure in occupational asthma by snow-crab processing. Am Rev Respir Dis 1998; 138: 807-812.

61-Howse D, Gautrin D, Neis B, Cartier A, Horth-Susin L, Jong M, Swanson MC. Gender and snow crab occupational asthma in the Newfoundland and Labrador, Canada. Environ Res 2005 Aug 16; En cours de publication.

62-Cartier A, Hunt B, Weytjens K and all. Occupational asthma to Atlantic rock crab processing workers in Eastern North America. J Allergy Clin Immunol; 103(1 Pt 2): 179.

63-Burel A, Camus F, Leroyer C, Dewitte JD. Allergies respiratoires dues aux homards chez un cuisinier. 1ères journées thématiques de la Société française de Médecine du Travail Paris- 28/01/95. Arch Mal Prof 1996; 57(4): 294-296.

64-Prakash C, Patel CP, Cockcroft DW. Occupational asthma caused by exposure to cooking lobster in the work environment: a case report. Ann All 1992 Ap; 68: 360-361.

65-Lemière C, Desjardins A, Lehrer S, Malo JL. Occupational asthma to lobster and shrimp. Allergy 1996; 51: 272-273.

66-Reese G, Lehrer SB. Food allergen cross-reactivity and clinical significance. Ann Allergy Asthma Immunol 2000 Dec; 85(6 Pt 1): 431-433.

67-Gaddie J, Legge JS, Reid TMS. Pulomary hypersensitivity in prawn workers. Lancet 1980 Dec; 20/27: 1350-1353.

68-McSharry C, McKay IC, Coloff MJ and all. The IgE and IgG antibody responses to aerosols of Nephrops norvegicus (prawn) antigens: the association with clinical hypersensitivity and with cigarette smoking. Clin Exp Immunol 1994 Sep; 97(3): 499-504.

69-Griffin P, Allan L, Gibson M, Elms J, Wiley K, Curran AD. Measurment of personal exposure to aerosols of Nephrops norvegicus (scampi) using a monoclonal assay. Clin Exp Allergy 2001; 31: 928-933.

70-Desjardins A, Malo JL, L'archevêque J and all; Occupational IgE sensitization and asthma caused by clam and shrimp. J Allergy Clin Immunol 1995 ; 96: 608-617.

71-Carino M, Elia G, Molini R, Nuzzaco A, Ambrosi L. Shrimpmeal asthma in the aquaculture industry. Med Lav 1985; 76(6): 471-475.

72-Baur X, Huber H, Chen Z. Asthma to Gammarus shrimp. Allergy 2000 Jan; 55(1): 96.

73-Goetz DW, Whisman BA. Occupational asthma in a seafood restaurant worker: cross-reactivity of shrimp and scallops. Ann Allergy Asthma Immunol 2000 Dec; 85(6 Pt 1): 431-433.

74-Halpern GM. Anti inflammatory effects of a stabilized lipid extract of Perna canaliculus (Lyprinol). Allerg Immunol (Paris) 2000 Sep; 32(7): 272-278.

75-Emelyanov A, Fedoseev G, O Krasnoschekova O, Abulimity A, Trendeleva T, Barnes PJ. Treatment of asthma with lipid extract of New-Zealand green-lipped mussel: a randomised clinical trial. Eur Respior J 2002; 20: 596-600.

76-Glass WI, power P, Burt R and all. Work-related respiratory symptoms and lung function in New-Zealand mussels openers. AM J Ind Med 1998 Aug; 34(2): 163-168.

77-Karlin JM. Occupational asthma to clam's liver extract. J Allergy Clin Immunol 1979 ; 63 : 197.

78-Tomaszunas S, Weclawik Z, Lewinski M. Allergic reactions to cuttlefish in deep-sea fishermen. Lancet 1988 May 14; 1(8594): 1116-1117.

79-Beltramy V, Innocenty A, Pierony MG, Ciavi R, Nesi D, Bianco S. Occupational asthma caused by inhalation of cuttlefish bone dust. Med Lav 1989 Sep-Oct; 80(5): 425-428.

80- Clarke PS. Immediate respiratory hypersensitivity to abalone. Medical Journal of Australia 1979; 1(13): 623.

81-Drosczcz W, Kowalski J, Piotrowwska B, Pawlowicz A, Pietruszewska E. Allergy to fish in fish meal factory workers. Int Arch Occup Environ Health 1981; 49: 13-19.

82-Douglas JD, McSharry C, Blaikie L, Morrow T, Miles S, Franklin D. Occupational asthma caused by automated salmon processing. Lancet 1995 Sep 16; 346(8977): 737-740.

83-Sherson d, Hansen I, Sisgaard T. Occupationally related respiratory symptoms in trout-processing workers. Allergy 1989; 44: 336-341.

84-Rodriguez J, Reano M, Vives R and all. Occupational asthma caused by fish inhalation. Allergy 1997; 52: 866-869.

85-Taylor AV, Swanson BA, Jones RT and all. Detection and quantitation of raw-fish aeroallergens from an open-air fish market. J Allergy Clin Immunol 1999; 105(1 Pt 1): 166-169.

86-Association Française des Enseignants de Parasitologie.Anisakis Simplex, Parasitologie-mycologie, 7ème édition. Paris : Ed Format Utile, Coll Référence 2002.

87-Armentia A, Lombardero M, callejo A and all. Occupational asthma by Anisakis simplex. J Allergy Clin Immunol 1998 Nov; 102: 831-834.

88-Pulido-Marrero Z, Gonzales-Mancebo E, Alfaya-Arias T and all. Unusual sensitization to Anisakis simplex. Allergy 2000 June; 55(6): 586.

89-Scala E, Giani M, Pirrota L, Guerrea Ec and all. Occupational generalied urticaria and allergic airborne asthma due to Anisakis simplex. Eur J dermatol 2001 May-Jun; 11: 249-250.

90-Purello-D'Ambrosio F, Pastorello E, Gangemi S, Lombardo G and all. Incidence of sensitivity to Anisakis simplex in a risk population of fishermen/ fishmongers. Ann Allergy Asthma Immunol 2000 Apr; 84(4): 439-444.

91-Siracusa A, Bettini P, Bacoccoli R and all. Asthma caused by live fish bait. J Allergy Clin Immunol 1994 Feb; 93: 424-430.

92-Siracusa A, Marcucci F, Spinozzi F, Marabini A and all. Prevalence of occupational allergy due to live fish bait. Clin exp Allergy 2003; 33: 507-510.

93-Tripodi S, Falagiani P, Perinelli T, Dell'omo F, Cristaldi A. Allergy to fishing bait. Allergy 2002 July; 57(7): 653.

94-Valero A, Huguet J, Sanosa J, Malet A, Garcia-calderon A. Dermato-respiratory allergy induced by a marine worm (Marphysa sanguinea) used as fishing bait. Annals of Allergy 1989 June; 62: 514-517.

95-Valero Santiago A, Huguet Casal J, Sanosa Valls J, Malet Casajunana A, Garcia Calderon PA. Angioedema, rhinitis and asthma provoked by fishing bait (Eisenia foetida). Allergol et immunopathol 1989; 17(6): 331-335.

96-Baldo A, Krilis S, Taylor KM. IgE-mediated acute asthma following inhalation of powdered marine sponge. Clin Allergy 1982 Mar; 12(2): 179-186.

97-Onizuka R, Inoue K, Kamiya H. R-induced allergic symptoms observed in spiny lobster fishermen. Aerugi 1990 Mar; 39: 339-347.

98-Onizuka R, Kamiya H, Muramoto K, Goto R and all. Purification of the major allergen of Red Soft coral (Dendronephthya nipponica). Int arch Allergy Immunol 2001; 125: 135-143.

99-Jyo T, Komoto K, Tsuboi T and all. Seasquirt asthma-occupational induced by inhalation of antigens substances contained in Seasquirt body fluid. Allergy Immunology (Leipz) 1974/75; 20/21: 435-448.

100-Musmand JJ, Daul CB, Lehrer SB. Crustacea allergy. Clin Exp Immunol 1993; 23: 722-732.

101-Madsen J, Sherson D, Kjoller H, Rasmussen K. Occupationnal asthma caused by sodium disulphite in Norwegian lobster fishing. Occup Environ Med 2004; 61: 873-874;

102-Moneret-Vautrin DA, Maria Y, Lacoste J. Asthme professionnel dans les industries alimentaires. Rev Med Interne. 1998 Nov-Dec; 9(5) : 495-500.

103-Jebbay MF, Robins TG, Lehrer, Lopata AL. Occupational seafood allergy: a review. Occup Environ Med 2001 Sep; 58: 553-562.

104-Jebbay MF, Lopata AL, Robins TG. Seafood processing in South Africa: a study of working practices, occupational health services and allergic health problems in the industry. Occup Med 2000; 50(6): 406-413.

105-Mapp CE. Agents, old and new, causing occupational asthma. Occup Environ Med 2001 May; 58: 354-60, 290.

106-Tao Y, Kido M, Obata H, Hayashi T, Onisuka R and all. Guinea pig asthma induced by Red Soft Coral (Dendronephthya nipponica) inhalation. Int Arch Allergy Immunol 1994; 105: 317-324.

107-Lopata AL, Jebbay MF, Reese G, Fernandes J, Swoboda I, Robins TG, Lehrer SB. Detection of fish antigens aerosolized during fishing processing using newly developed immunoassays. Int Arch Allergy Immunol 2005 Aug 8; 138(1): 21-28.

ANNEXES

Tableau 5 - Récapitulatif des étiologies des asthmes professionnels en milieu maritime

Agent Etiologique	Poste de Travail	REF	Nombre de sujets	Prévalence AP	Tests Cutanés (% de positif)	Autres tests Immunologiques (% de positif)	Test de Provocation Bronchique spé (% de positif)	Autres tests
Crabes								
Crabes royaux	employés d'usine	48	186	9%	60% d'un Echantillon de 15 des 15	Précipitines 60%	NR	Spirométrie
Crabes des neiges	Employés d'usine	50	303	16%	22%	NR	72% Des 6 Testés	Peak-flow
	Employés de navire Usine	54	51	ND	43% pour sang de crabe	NR	NR	EFR RP
	Employés d'usine	55	107	incidence 19%/6sem	NR	RAST : 6-8%	NR	NR
	Employés d'usine	51	205	9-50%	15-50%	RAST		
Crabe commun	Employés d'usine	62	29	7%	25%	NR	14% des 14 Testés	EFR PC20
Plusieurs Espèces	Employés de navire	59	82	4-6%	NR	NR	NR	NR
	Employés d'usine	49	26	incidence 15%/18mois	NR	NR	NR	NR
Homards	Cuisinier	64	1	ND	+ homard, huître palourde, haddock	NR	+	EFR

Agent Etiologique	Poste de Travail	REF	Nombre de sujets	Prévalence AP	Tests Cutanés (% de positif)	Autres tests Immunologiques (% de positif)	Test de Provocation Bronchique spé (% de positif)	Autres tests
Homards et Crevettes	Poissonnier	65	1	ND	+ homard, crevettes crabe	RAST + homard crevettes	+ homard crevettes	NR
	Cuisinier	63	1	ND	+ homard	NR	-	NR
Langoustines	Employés d'usine	67	50	36%	26%	RAST 16% Précipitines 62%	100% des 2 testés	NR
	Employés d'usine	68	26	57%	NR	RAST 57%	NR	NR
Crevettes								
Chair de crevettes	Technicien de labo	71	1	ND	+ crevettes	RAST + crevettes Crabes	+ crevettes	NR
Crevettes Gammarus	usine d'aliments pour poisson	72	1	ND	+ Gammarus	NR	+ crevettes	EFR
Crevettes et Palourdes	Usine de poudre crevettes et palourde	70	56	crevette : 5% palourde : 2%	+ crevettes 16% + palourde 7%	RAST + crevette : 14-16% Palourde : 5-7%	67% (3 testés)	PC20
Palourdes	Chercheur en Cancérologie	77	1	ND	+	NR	+	NR
Moules (?)	Ouvreurs de Moules	76	224	20-23%	NR	NR	NR	Peak-flow

Agent Etiologique	Poste de Travail	REF	Nombre de sujets	Prévalence AP	Tests Cutanés (% de positif)	Autres tests Immunologiques (% de positif)	Autres tests Immunologiques (% de positif)	Test de Provocation Bronchique spé (% de positif)	Autres tests
Coquilles Saint-Jacques	Employée de	73	1	ND	+		RAST +	+	NR
Seiches	Pêcheurs Hauturiers	78	66	incidence 1%/an	NR		NR	NR	NR
Ormeaux	Pêcheur	80	1	ND	NR		NR	+	NR
Poissons									
Plusieurs espèces	Usine de nourriture à base de poisson	81	51	2%	23% avec extraits sole, morue, thon, sardine, saumon, hareng	IgE tot		100%	test de provocation nasale
	fumaison de poisson	84	1	ND	+ thon, saumon, merlu, sole		NR	+ thon, saumon merlu, sole crûs	NR
Saumon	Employés d'usine	82	291	8%	NR		RAST : 9%	NR	EFR post Exposition
	Usine de congélation	84	1	ND	+ saumon, anchois, truite Sardine crûs		NR	+ saumon	NR
Truite (?)	Filets de truite	83	8	ND	NR		RAST : 100% Des +	NR	NR

Agent Etiologique	Poste de Travail	REF	Nombre de sujets	Prévalence AP	Tests Cutanés (% de positif)	Autres tests Immunologiques (% de positif)	Test de Provocation Bronchique spé (% de positif)	Autres tests
Anisakis simplex								
	Elevage de poulet	87	1	ND	+	RAST +	+	NR
	Poissonnier	87	1	ND	+	RAST +	+	NR
	Congélation de poisson	89	1	ND	+	Immunoblot	NR	EFR
	Employée de cuisine	88	1	ND	+	RAST +	+	PC20
Appâts vivants								
Plusieurs espèces Galleria mellonella Calliphora vomitoria Tenebrio molitor	Ferme d'appâts	92	50	4%	32%	RAST : 71% des 17 testés	NR	NR
Luciia caesar Galleria mellonella Tenebrio molitor	Pêcheurs Fermes d'appâts	91	14	ND	13 testés 92% Lucilia caesar 15% Galleria mellonella 23% Tenebrio molitor	RAST 92% Lucilia caesar 23% Galleria mellonella 7% Tenebrio molitor	NR	PEFR PC20
Lombricus terrestris	Pêcheur	93	1	ND	+	RAST	NR	NR
Eisenia foetida	Pêcheur	95	1	ND	+ Eisenia foetida - Tenebrio molitor	RAST histaminolibération	NR	Test de provocation nasale
Marphysa sanguinea	Pêcheur	94	1	ND	+ Marphysa sanguinea - Lumbricus terrestris	RAST histaminolibération	NR	Test de provocation nasale

Agent Etiologique	Poste de Travail	REF	Nombre de sujets	Prévalence AP	Tests Cutanés (% de positif)	Autres tests Immunologiques (% de positif)	Test de Provocation Bronchique spé (% de positif)	Autres tests
Eponges marines Dysidea herbacea	Technicien de labo	96	1	ND	NR	RAST Dysidea herbacea 6 espèces d'éponges 2 espèces de coraux histaminolibération	NR	NR
Corail	Pêcheur de langoustes	97	72	9%	100% Des 2 testés	RAST 50% corail + langouste	NR	NR
Hoya	Ostréiculteurs	99	1413	29%	82% des 511 Testés	RAST 89%	82% des 17 testés	NR

152

Tableau 6 – Principaux procédés techniques et sources d'exposition aux allergènes en fonction des produits travaillés

Produits travaillés	Procédés techniques	techniques de préservation	Sources d'exposition professionnelle
Crabe, homard	Cuisson (à l'eau ou à la Vapeur), arrachage des Queues de homard Séparation des parties du Crabe, décorticage, Découpage, Dépeçage, Nettoyage, lavage, hachage	Congélation, stérilisation Congélation liquide	Inhalation d'aérosols humides lors de l'arrachage de queue de homards, séparation des parties du crabe, découpage, dépeçage, décorticage, cuisson nettoyage, lavage, hachage, entretien des lignes
Crevettes	Etêtage, décorticage à l'air comprimé ou Jet d'eau	Congélation	Inhalation d'aérosols humides lors du décorticage à l'air ou jet d'eau
Huîtres	Ouverture, polissage des Coquilles, concassage Lavage	Frais	Inhalation d'aérosols humides lors du polissage et concassage de coquilles lavage
Moules, Palourdes Saint-Jacques Tranchage	Lavage, ouverture Nettoyage, découpage	Cuisson, congélation tranchage	Inhalation d'aérosols humides lors de la cuisson, de particules lors du nettoyage, découpage Coquilles

Produits travaillés	Procédés techniques	techniques de préservation	Sources d'exposition professionnelle
Poissons	Etêtage, éviscération Filetage, écaillage Cuisson (eau et vapeur) Préparation culinaire Réduction en poudre Ensachage	Cuisson, congélation Fumaison, réduction en poudre	Inhalation d'aérosols humides lors de la cuisson la découpe, l'etêtage Inhalation d'aérosols secs lors de manipulation de poudre de poissons
Appâts	Elevage, revente Pêche en mer et rivière	Frais, séché	Inhalation de particules humides lors de la Manipulation et accrochage sur hameçon (++)

Régime Général[1]. Date de création : 2 juin 1977

Tableau n° 66 RG

Rhinite et asthmes professionnels

Désignation des Maladies	Délai de prise en charge	Liste indicative des principaux travaux susceptibles de provoquer ces maladies
Rhinite récidivant en cas de nouvelle exposition au risque ou confirmée par test.	7 jours	1. Travail en présence de toute protéine en aérosol. 2. Élevage et manipulation d'animaux (y compris la préparation et le conditionnement d'arthropodes et de leurs larves).
Asthme objectivé par explorations fonctionnelles respiratoires récidivant en cas de nouvelle exposition au risque ou confirmé par test.	7 jours	3. Utilisation et conditionnement de carmin et poudres d'insectes. 4. Préparation et manipulation des fourrures et feutres naturels. 5. Préparation, emploi, manipulation de produits contenant de la séricine.
Insuffisance respiratoire	1 an	6. Emploi de plumes et duvets.

chronique obstructive secondaire à la maladie asthmatique.	7. Travaux exposant aux résidus d'extraction des huiles, notamment de ricin et d'ambrëite. 8. Broyage des grains de céréales alimentaires, ensachage, utilisations de farines. 9. Préparation et manipulation des substances d'origine végétale suivantes : ipéca, quinine, henné, pollens et spores, notamment de lycopode. 10. Ouvertures des balles, cardage, peignage, filature et tissage de textiles d'origine végétale (notamment coton, sisal, kapok, chanvre, lin). 11. Travaux comportant l'emploi de gommes végétales : pulvérisées (arabique, adragante, psyllium, karaya notamment). 12. Préparation et manipulation du tabac. 13. Manipulation du café vert et du soja. 14. Exposition à des poussières végétales, notamment asparagées, légumineuses, papilionacées, ombellifères, labiées, solanacées, pyrèthres. 15. Manipulation de gypsophile (Gypsophila paniculeta) 16. Manipulation ou emploi des macrolides (notamment spiramycine et oléadomycine), de médicaments et de leurs précurseurs, notamment : glycols, salbutamol, pipérazine, cimétidine, hydralazine, hydralazine de l'acide nicotinique (isoniazide), chlorure d'acide de la phényl glycine, tétracyclines, alpha-méthyl-dopa. 17. Travaux exposant aux sulfites, aux bisulfites ou aux persulfates alcalins.

18. Préparation, emploi, manipulation de chloroplatinates pentoxyde de vanadium, notamment dans la fabrication des catalyseurs.

19. Travaux exposant à l'inhalation d'anhydrides d'acides volatils, notamment anhydrides maléique, phtalique, trimellitique, tétrachlorophtalique, hexahydrophtalique, himique.

20. Fabrication, manipulation et utilisation de fongicides, notamment les phtalimide et tetrachlorophtalonitrile.

21. Travaux exposant à la colophane chauffée, notamment de la soudure élecronique.

22. Travaux exposant à des émanations de produits de pyrolyse du chlorure de polyvinyle (notamment dans sa soudure thermique), fréons, polyéthylène, polypropylène.

23. Travaux exposant à l'azodicarbonamide, notamment dans l'industrie des plastiques et du caoutchouc et au styrène isophoronadiamine, aziridine polyfonctionnelle, triglycidyl isocyanurate.

24. préparation et mise en œuvre de colorants, notamment à hétérocycles halogénés, acryloylamines ou vinyl-sulfones, pipéridinyl triazine, ninhydrine.

25. Préparation et utilisation de colles au cyanoacrylate.

26. Travaux exposant à des émanations de glutaraldéhyde.

27. Travaux exposant à des émanations d'oxyde d'éthylène, notamment lors de la stérilisation.

28. Travaux de désinfection et de stérilisation exposant à des émanations de : chlorhexidine, hexachlorophène, benzisothiazoline-3-one et ses dérivés, organomercuriels, ammoniums quaternaires et leurs dérivés, notamment le benzalkonium et le chlorure de lauryl diméthylbenzylammonium.

29. Fabrication et utilisation de détergents, notamment l'isononanoyl oxybenzène sulfonate de sodium.

30. Fabrication et conditionnement du chloramine T.

31. Fabrication et utilisation de tétrazène.

32. Synthèse des polypeptides exposant notamment au dicyclohexyl carbodiimide, 4 méthyl-morphine, dichlorobenzène sulfonate.

33. Travaux de reprographie exposant notamment aux sels de diazonium ou à l'hydroquinone.

34. Travaux exposant aux dérivés aminés des produits chlorés tels que la chloramine dans les piscines.

Date de mise à jour : 11 février 2003

Tableau n° 45 RA

Rhinite et asthmes professionnels

Désignation des Maladies	Délai de prise en charge	Liste indicative des principaux travaux susceptibles de provoquer ces maladies

158

A - **Rhinite, asthme ou dyspnée asthmatiforme**, confirmé par tests ou par épreuves fonctionnelles, récidivant après nouvelle exposition.	7 jours	A - Manipulation ou emploi habituels, dans l'exercice de la profession, de tous produits.
B - **Broncho-alvéolite aiguë ou subaiguë** avec syndrome respiratoire (dyspnée, toux, expectoration) et/ou signes généraux confirmés par l'exploration fonctionnelle respiratoire et la présence de signes immunologiques significatifs (présence d'anticorps précipitants dans le sérum contre l'agent pathogène responsable ou, en l'absence de ces anticorps, signes d'alvéolite lymphocytaire au lavage broncho-alvéolaire).	30 jours	B. C. D. - Travaux exposant à l'inhalation de poussières provenant notamment : • de la manipulation de foin moisi ou de particules végétales moisies ; • de l'exposition aux poussières d'origine aviaire ; • de l'affinage des fromages ; • de la culture des champignons de couche ;
C - **Pneumopathies chroniques :** Fibrose pulmonaire avec signes radiographiques et troubles respiratoires confirmés par l'exploration fonctionnelle lorsqu'il y a des signes immunologiques significatifs.	3 ans	• du broyage ou du stockage des graines de céréales alimentaires : blé, orge, seigle ; • de l'ensachage de la farine et de son utilisation industrielle ou artisanale ;
D - **Complications :** • insuffisance respiratoire chronique obstructive ; • hyposystolie ou asystolie par insuffisance ventriculaire droite.	10 ans	• de l'élevage des petits animaux de laboratoire ; • de la préparation des fourrures ; • de la manipulation, traitement et usinage des bois et tous travaux exposant aux poussières de bois.

Date de mise à jour : 19 janvier 1998

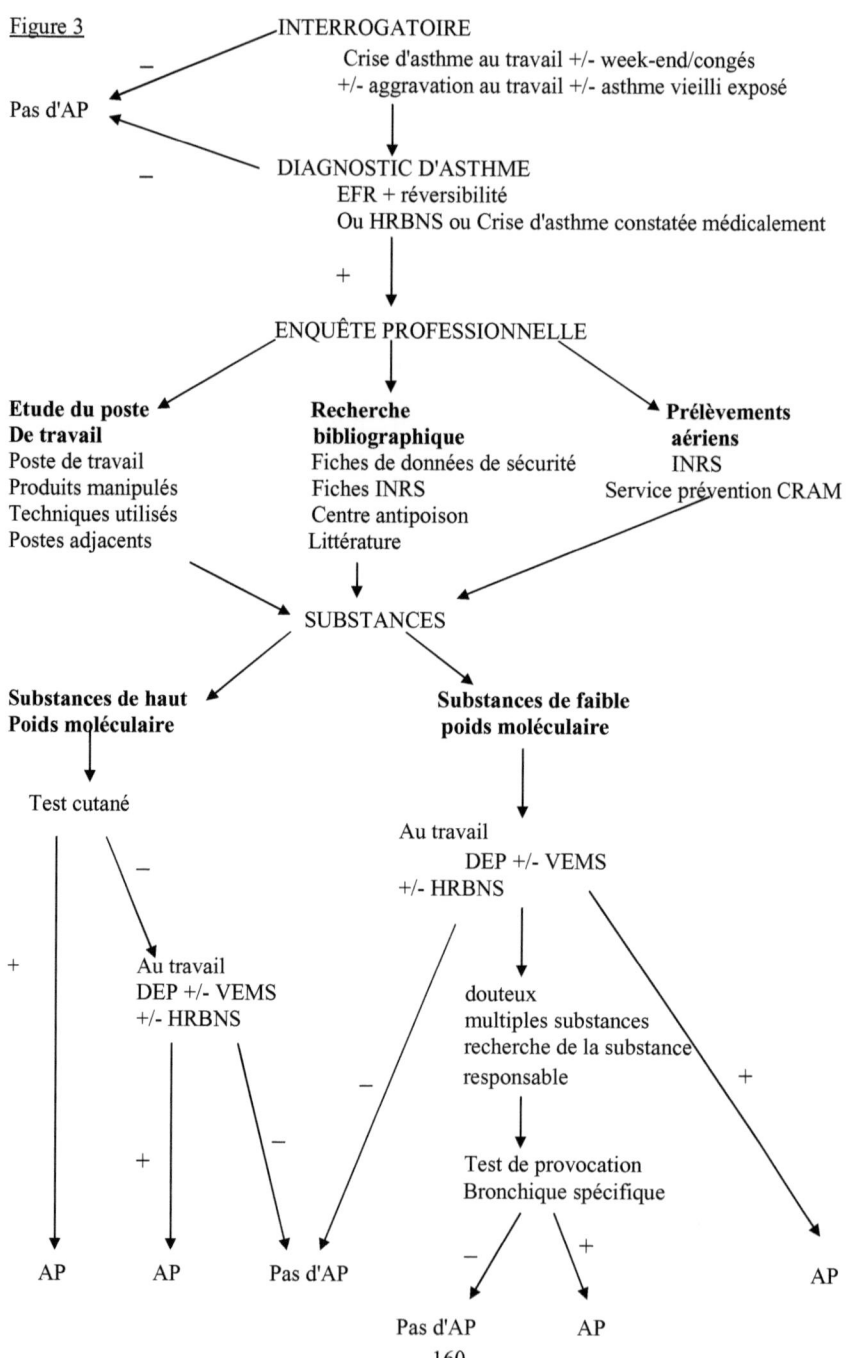

Figure 3

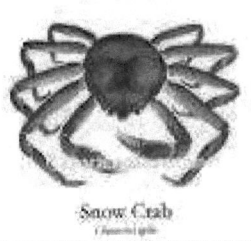

Crabe des Neiges

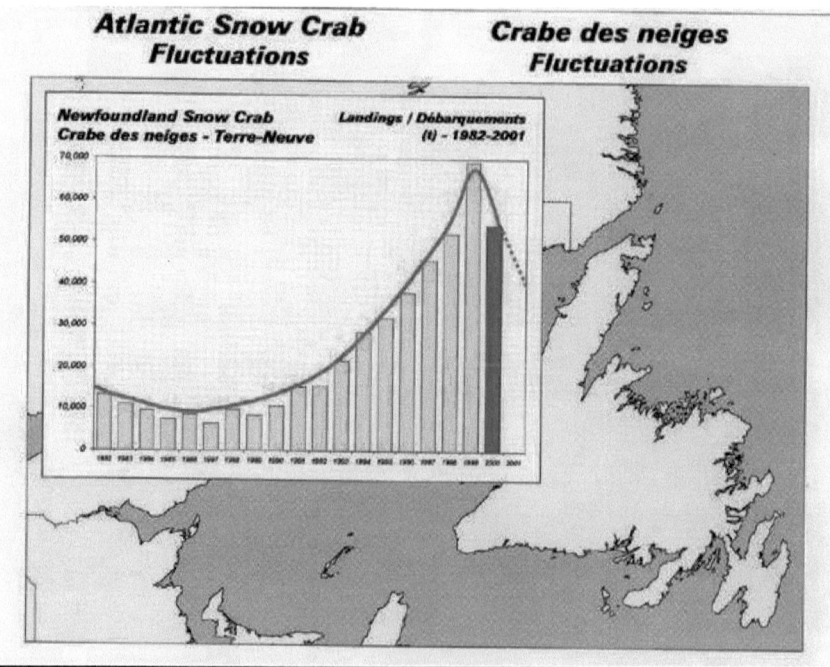

Variations des prises de crabe des neiges sur la façade Est du Canada (source : département canadien des pêches)

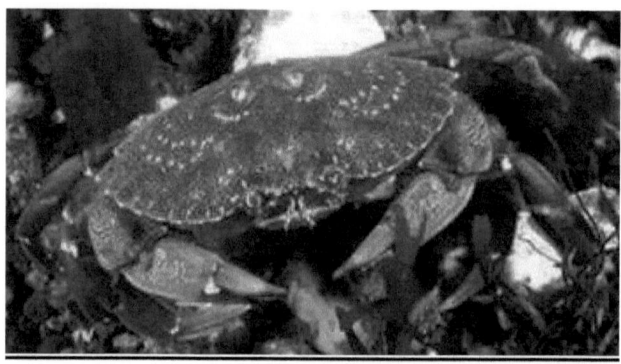

Crabe commun (*Cancer irroratus*)

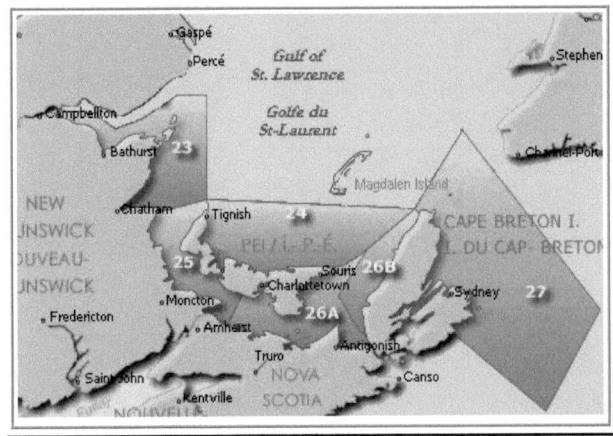

Zone de pêche du crabe commun au Canada (Source : département canadien des pêches)

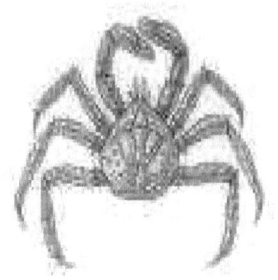

Crabe royal (*Paralithodes camtschaticus*

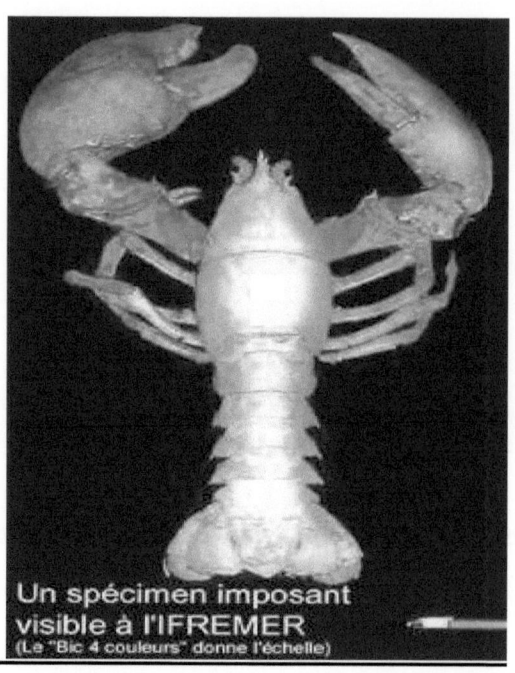

Homard commun (Homarus vulgaris)

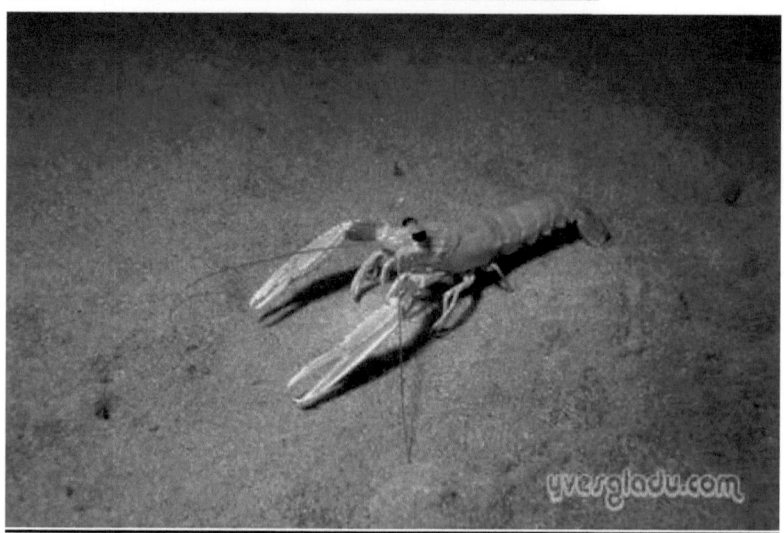

Langoustine (*Nephrops Norvegicus*)

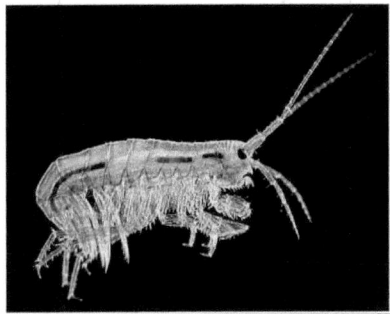

Crevette *Gammarus*

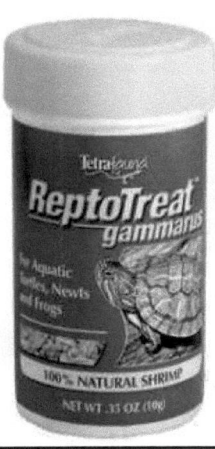

Nourriture pour tortue à base de crevettes *Gammarus*

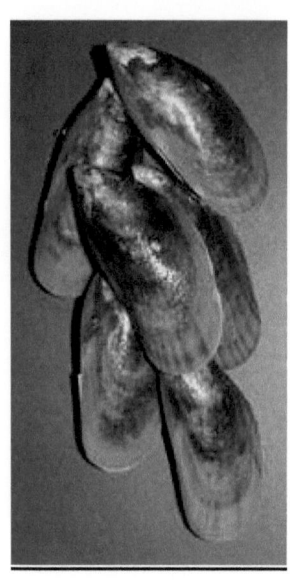

Moules à lèvres vertes (*Perna cannaliculus*)

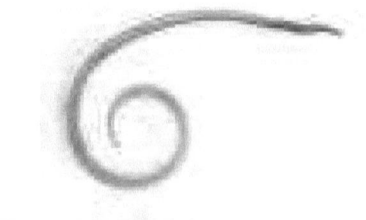

Anisakis simplex

Les APPATS

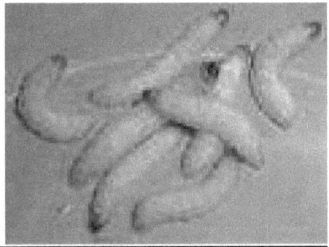

Larves de *Galleria melonella*

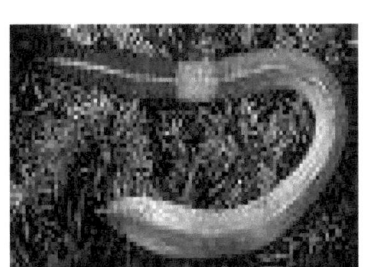
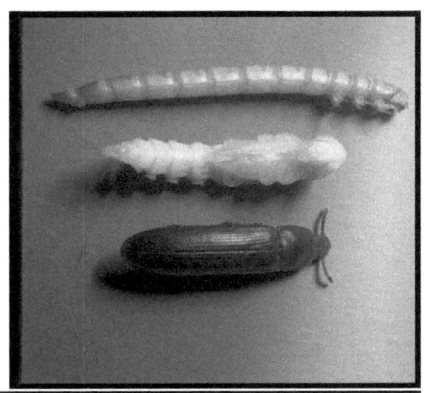

Lumbricus terrestris   ***Tenebrio molitor***

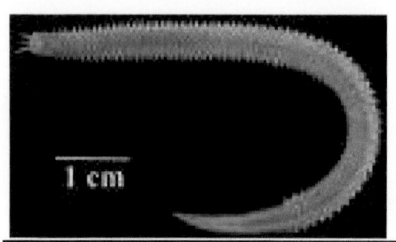 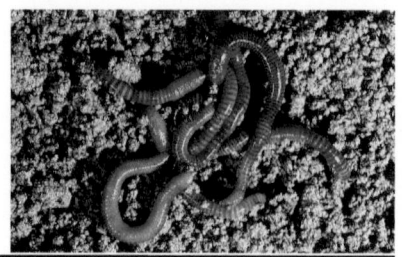

Marphysa sanguinea   ***Eisenia foetida***

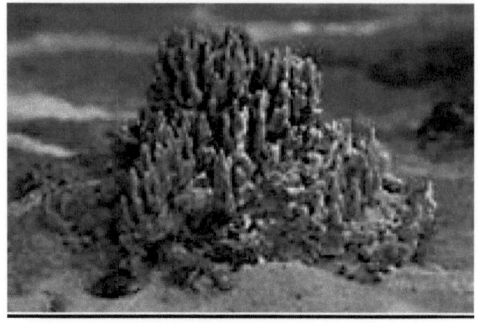

Dysidea herbacea

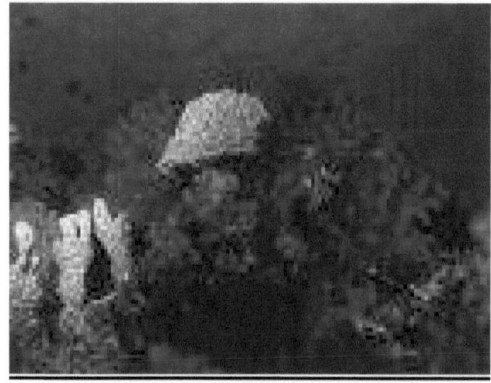

Red soft coral **ou corail rouge**

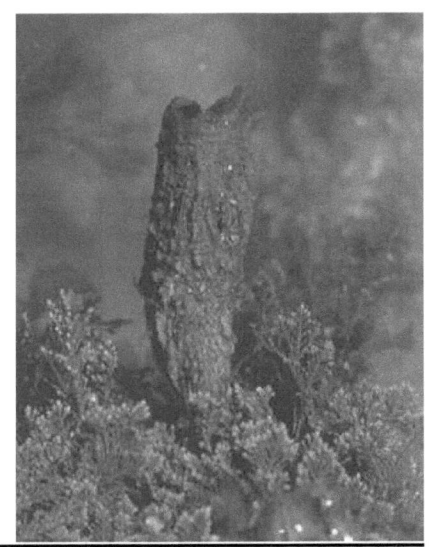

Styela plicata

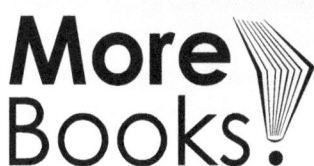
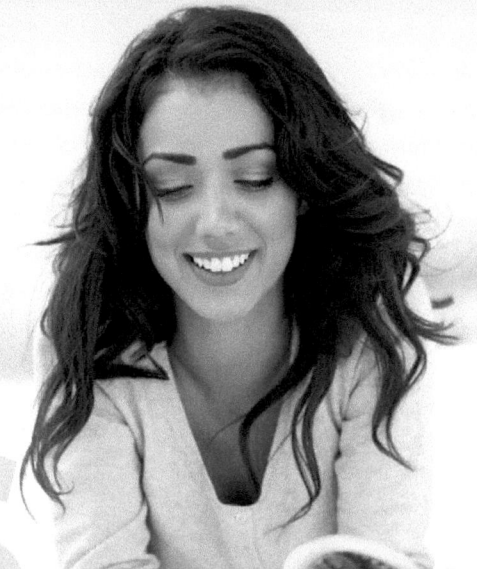

Oui, je veux morebooks!

i want morebooks!

Buy your books fast and straightforward online - at one of world's fastest growing online book stores! Environmentally sound due to Print-on-Demand technologies.

Buy your books online at
www.get-morebooks.com

Achetez vos livres en ligne, vite et bien, sur l'une des librairies en ligne les plus performantes au monde!
En protégeant nos ressources et notre environnement grâce à l'impression à la demande.

La librairie en ligne pour acheter plus vite
www.morebooks.fr

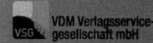 VDM Verlagsservicegesellschaft mbH
Heinrich-Böcking-Str. 6-8   Telefon: +49 681 3720 174   info@vdm-vsg.de
D - 66121 Saarbrücken   Telefax: +49 681 3720 1749 www.vdm-vsg.de

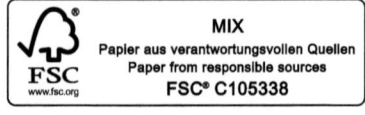

Printed by Books on Demand GmbH, Norderstedt / Germany